T0209125

essentials liefern aktuelles Wissen in konzentrierter Form. Die Essenz dessen, worauf es als „State-of-the-Art" in der gegenwärtigen Fachdiskussion oder in der Praxis ankommt. *essentials* informieren schnell, unkompliziert und verständlich

- als Einführung in ein aktuelles Thema aus Ihrem Fachgebiet
- als Einstieg in ein für Sie noch unbekanntes Themenfeld
- als Einblick, um zum Thema mitreden zu können

Die Bücher in elektronischer und gedruckter Form bringen das Fachwissen von Springerautorinnen kompakt zur Darstellung. Sie sind besonders für die Nutzung als eBook auf Tablet-PCs, eBook-Readern und Smartphones geeignet. essentials sind Wissensbausteine aus den Wirtschafts-, Sozial- und Geisteswissenschaften, aus Technik und Naturwissenschaften sowie aus Medizin, Psychologie und Gesundheitsberufen. Von renommierten Autorinnen aller Springer-Verlagsmarken.

Frowin Fasold · André Nicklas

Handball spielerisch vermitteln

Eine Einführung für Lehrkräfte, Coaches und Studierende

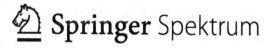 Springer Spektrum

Frowin Fasold
Institut für Trainingswissenschaft und
Sportinformatik, Abteilung Kognitions-
und Sportspielforschung
Deutsche Sporthochschule Köln
Köln, Deutschland

André Nicklas
Institut für Trainingswissenschaft und
Sportinformatik, Abteilung Kognitions-
und Sportspielforschung
Deutsche Sporthochschule Köln
Köln, Deutschland

ISSN 2197-6708   ISSN 2197-6716 (electronic)
essentials
ISBN 978-3-662-67324-9   ISBN 978-3-662-67325-6 (eBook)
https://doi.org/10.1007/978-3-662-67325-6

Die Deutsche Nationalbibliothek verzeichnet diese Publikation in der Deutschen Nationalbiblio-
grafie; detaillierte bibliografische Daten sind im Internet über http://dnb.d-nb.de abrufbar.

Planung/Lektorat: Ken Kissinger
Springer Spektrum ist ein Imprint der eingetragenen Gesellschaft Springer-Verlag GmbH, DE und
ist ein Teil von Springer Nature.
Die Anschrift der Gesellschaft ist: Heidelberger Platz 3, 14197 Berlin, Germany

Was Sie in diesem *essential* finden können

- Einen kurzen Überblick über die Entstehung des Handballs und Hinweise zur Vermittlung
- Eine Spielreihe welche eine Einführung des Spiels in unterschiedlichen Leistungs- und Altersstufen ermöglichen soll
- Die grundlegenden technisch-taktischen Elemente der handballspezifischen Spielfähigkeit
- Hinweise zum Coaching-/Lehrkraftverhalten und zur Spielleitung in Wettkampf und Schulsport

Vorwort

Mit der Begeisterung, sich tagtäglich mit dem Sportspiel Handball beschäftigen zu dürfen, wollen beide Autoren mit diesem *essential* allen Interessierten die Grundlagen des Sportspiels Handball aufzeigen und Hilfestellungen für dessen Vermittlung geben. Die Inhalte dürfen und sollen dabei jederzeit kritisch hinterfragt und als freie Gedankenanstöße gesehen werden.

Die Autoren möchten ihren Dank all denen aussprechen, die zur Grundlage dieses Buchs durch Ausbildung, Publikationen, persönliche Gespräche oder kritischen Diskurs beigetragen haben. Ein besonderer Dank gilt hierbei den in der Vergangenheit verantwortlichen Personen für die Handballvermittlung an der Deutschen Sporthochschule Köln. Von deren Ideen und Ansätzen durften beide Autoren viel lernen und versuchen diese zeitgemäß weiterzuentwickeln, ohne die Grundgedanken zu vernachlässigen.

Die Autoren wünschen allen Leser*innen viel Spaß beim Lesen, vielmehr aber noch Freude und Begeisterung bei der praktischen Umsetzung des Sportspiels Handball in seinen unterschiedlichen Disziplinen und alternativen Spielformen.

Frowin Fasold
André Nicklas

Inhaltsverzeichnis

Einleitung 1

Sportspiele stellen eine besondere Form des Spielens dar und ziehen weltweit viele Menschen in ihren Bann. Das Spielen an sich kann als menschliches Grundbedürfnis verstanden werden und findet sich in vielfältigen Ausprägungen und Formen der sozialen Interaktion von Menschen wieder. Das Sportspiel Handball hat sich zu Beginn des 20. Jahrhunderts entwickelt und befindet sich seitdem in einem stetigen Weiterentwicklungsprozess. Dieser Prozesses findet auch in der Vermittlung und Lehre im Handball statt. Den Kern des Buches stellt ein ganzheitlicher Vermittlungsansatz dar, der dem aktuellem Stand der Sportspielvermittlung gerecht werden möchte. Dieser Vermittlungsansatz versucht über mehrstufige Spielformen eine grundlegende Handballspielfähigkeit auszubilden und bietet die Möglichkeit auf unterschiedlichste Gegebenheiten (z. B. Alter, Leistungsstärke, organisatorische Voraussetzungen) variabel angepasst zu werden. Bevor der Vermittlungsansatz vorgestellt wird, werden die Grundlagen zur spezifischen Historie und Sportspielvermittlung aufgezeigt. In den auf den Vermittlungsansatz folgenden Abschnitten werden die technisch-taktische Basisfertigkeiten beschrieben, die notwendig sind, um die in der Spielreihe erworbene Spielfähigkeit weiterzuentwickeln. Hinweise zum methodisch-didaktischen Vorgehen, zum Coachingverhalten und zur Spielleitung sollen die Vermittlung spezifischer Inhalte erleichtern.

Die Literatur, auf welche sich die Autoren beziehen oder welche zur kritischen Auseinandersetzung in der Erstellung des Buchs gedient hat, wird im Literaturverzeichnis wiedergegeben. Zur Umsetzung einer gendergerechten Sprache wird der Genderstern genutzt, wobei darauf hingewiesen werden soll, dass sich personenbezogene Begriff auf die Eigenschaft in ihren Rollen und Aufgaben beziehen, unabhängig des biologischen und sozialen Geschlechts.

F. Fasold und A. Nicklas, *Handball spielerisch vermitteln*, essentials, https://doi.org/10.1007/978-3-662-67325-6_1

▶ In diesem Buch wird in den Begrifflichkeiten nicht zwischen Schüler*in, Sportler*in, Teilnehmer*in oder Athlet*in unterschieden. Die Autoren verwenden übergreifend den Begriff Spieler*in, welcher sich auf alle in einem Spiel, Training oder Unterricht beteiligten Personen, unabhängig von Alter, Geschlecht oder Leistungsstand bezieht.

Zur Geschichte des Sportspiels Handball

Der tatsächliche Ursprung des Sportspiels Handball lässt sich wissenschaftlich nicht präzise aufklären. Nach Bebetsos (2012) wurde schon in antiken Schriften von handballähnlichen Spielformen berichtet (*Urania* im Griechischen, *Harpaston* im Römischen). Auch in den Erzählungen von Walter von der Vogelweide (1170–1230) kommt es zur Erwähnung von einem ‚Fangballspiel'. Weiter sei das Spiel *Rabelais* (Frankreich) aus dem Mittelalter aufzuführen und es soll aus Grönland Illustrationen von mit Spielen mit Hand und Ball aus dem 18. Jahrhundert geben.

Im Übergang vom 19. zum 20. Jahrhundert lassen sich international Vorgänger des heute bekannten Handballs aus Dänemark und dem heutigen Tschechien identifizieren. Den hier verwendeten Quellen zufolge (u. a. Eggers 2014; Möller 2020; Riekhoff 1943) wurde 1906 in Dänemark ein Regelwerk zum *Haandbold* und 1909 in Prag zum sogenannten *Hazena* publiziert. Mit dem schwedischen *Handboll* entstand zeitgleich ebenfalls ein eigenes Spiel. Auch in der Schweiz soll 1912 ein Spiel mit dem Namen Handball versehen worden sein. Im Raum der heutigen Ukraine soll etwa drei Jahrzehnte früher ein handballähnliches Spiel identifiziert worden sein, hier gibt es allerdings nur sehr vage Hinweise. Millermann (1960) weist zusätzlich auf Handball-Spielformen hin, welche zu Beginn des 20. Jahrhunderts in Ungarn und den USA gespielt wurden.

In Deutschland hat das Sportspiel Handball seine Grundlage in einer Vielzahl von Spielformen aus dem Ende des 19. und Anfang des 20. Jahrhunderts (Krieger 2022). Das 1891 eingeführte *Raffball-* Spiel sei laut Schelenz (1922) gemeinsam mit dem Fußballspiel als Grundlage des Handball-Spiels zu sehen. Das *Wiesbadener* und das *Pforzheimer Torballspiel,* waren ebenfalls Wurfspiele deren Elemente, laut Eggers (2014), einen Einfluss auf die Entwicklung des Handball-Spiels hatten.

F. Fasold und A. Nicklas, *Handball spielerisch vermitteln*, essentials, https://doi.org/10.1007/978-3-662-67325-6_2

Die 1909 adaptierte Variante des faustballähnlichen Spiels *Königsberger Ball* war nach Eggers (2014) aufgrund der ausschließlichen Ausübung durch Frauen wegweisend für die Entwicklung des Handballs in Deutschland. Denn das 1915 von Max Heiser präsentierte *Torball*, welches nach Millermann (1960) als direkter Vorgänger des Handball-Spiels zu sehen ist, war ebenfalls für Frauen konzipiert und bediente sich in seinen Regeln und Strukturen in den eben vorgestellten Spielen. Dieses auf dem Feld gespielte Frauenhandballspiel diente als Grundlage um ab 1919 dem „…deutschen Kampfspiel ,Handball' Form und Inhalt zu geben." (Schelenz 1949, S. 11).

Neben Max Heiser ist auch Carl Schelenz, vor allem mit seinen frühen Arbeiten (u. a. Schelenz 1922), als Urheber des (Feld-)Handballs in Deutschland zu sehen. Das Sportspiel Handball erlebte ab den 1920er Jahren eine stetige Entwicklung und einen immer größer werdenden Zuspruch. Während Handball in dieser Zeit noch als Feldhandball (auch als olympische Sportart) gespielt wurde, entwickelte sich nach Bebetsos (2012) zeitgleich vor allem in den skandinavischen Ländern der Hallen-Handball. Im Jahr 1946 kam es zur Gründung der Internationalen Handball Föderation (IHF) (Krieger 2022) und zu einem Beschluss der Gleichberechtigung des Feld- und Hallenhandballs. Die Gründung des internationalen Dachverbandes ist damit als endgültige Geburtsstunde des Sportspiels Handball zu bezeichnen, zu welchem die präsentierten internationalen und nationalen Entwicklungen ihren Beitrag geleistet haben. Während in Deutschland bis zu den 1970er Jahren der Feldhandball noch eine große Rolle spielte, entwickelte sich nebenbei und vor allem im Ausland immer stärker der Hallenhandball zur bevorzugten Disziplin. „Wer Mitte der 1970er Jahre von Handball sprach, meinte Hallenhandball, die Aufteilung in Feld und Halle war schlicht bedeutungslos geworden." (Eggers 2014, S. 125).

2.1   Disziplinen des Sportspiels Handball und alternative Spielformen

Unter dem Begriff Handball vereinen sich verschiedene Disziplinen und alternative Spielformen. Eine Disziplin des Sportspiels Handball wird hier darüber definiert, dass zu dieser ein internationales Regelwerk der IHF angeboten wird und internationale Wettkämpfe stattfinden. Dies traf bis Mitte des 20. Jahrhunderts auf die Disziplinen Feld- und Hallen-Handball zu. Während die Disziplin Feld-Handball aus verschiedenen Gründen heutzutage im Wettkampfbetrieb keine Rolle mehr spielt (z. B. fehlenden Spiel-Dynamik, unausgewogene Leistungsdichte) gilt diese hier jedoch aufgrund des Beitrags zur Entwicklung der Sportart weiterhin als eigene Disziplin. Zu Beginn der 1990er Jahre entstand mit dem *Beach-Handball* eine weitere Disziplin (Fasold et al. 2022) und auch der *Rollstuhl-Handball* (von Keutz et al. 2016) erfüllt die Kriterien einer eigenen Disziplin des Sportspiels Handball. Der Hallen-Handball ist in Bezug auf die sportliche und ökonomische Entwicklung als die aktuell erfolgreichste Disziplin zu sehen.

Neben den Handball-Disziplinen, gibt es eine Vielzahl an alternativen Handball-Spielen. Spielformen wie *Goalcha^{TM}, Five-a-Side Handball, 4 + 1 Mini-Handball, Snow-Handball* oder *Ultimate-Handball* sind in ihren Auslegungen und Interpretationen offener und werden meist nur mit Regelempfehlungen und keinem festen Regelrahmen und internationalen Wettkampfstrukturen versehen.

Zur Vermittlung einer Spielfähigkeit im Sportspiel Handball

3

Die in diesem Buch vorgeschlagene Vermittlungskonzeption bedient sich an Evidenz zu spielerisch-implizitem Lernen und taktikorientierten Vermittlungsansätzen (u. a., Griffin und Butler 2005; Loibl 2001; Raab et al. 2009; Roth und Kröger 2011). Zusätzlich wird auf Elemente der *Nichtlinearen Pädagogik* und des *Constraints-Led Approach* zurückgegriffen (u. a., Koekoek et al. 2022; Newell 1986).

Ziel der hier vorgeschlagenen Vermittlungskonzeption ist die Entwicklung einer handballspezifischen Spielfähigkeit, welche folgende Definition zur Grundlage hat.

▶ „Spielfähigkeit ist die komplexe Leistungsfähigkeit des Handballers, die es auf der Grundlage konstitutioneller, koordinativer sowie persönlichkeitsspezifischer Leistungsvoraussetzungen ermöglicht, die konditionellen, technischen und taktischen Faktoren in komplexen Spielsituationen situationsadäquat anzuwenden und damit die Spielanforderungen zu erfüllen." (Brack et al. 1996, S. 4).

Demnach sollen mit der Spielfähigkeit die Spielanforderungen erfüllt werden, was bedeutet, dass im Grundlagenbereich die Spielanforderungen und die möglichen Überforderungsebenen so reduziert werden müssen, dass die Spielidee flüssig nach einer bestimmten Spielauffassung umgesetzt werden kann.

Folgend der Definition von einer *Mitspielfähigkeit* oder einer *Spielfähigkeit im weiten Sinne* nach König und Eisele (1997) sollen Kompetenzen erworben werden, welche ein Handballspiel in Gang setzen, das Spiel in seinem Verlauf sichern und bei Störungen wiederherstellen lassen. Mit zunehmendem Kompetenzerwerb kann diese grundlegende Spielfähigkeit zu einer spezifischen Spielfähigkeit weiterentwickelt werden, in welcher Taktiken, Techniken und konditionelle Aspekte stärker fokussiert werden. Der Fokus auf spezifische konditionelle Elemente

F. Fasold und A. Nicklas, *Handball spielerisch vermitteln*, essentials, https://doi.org/10.1007/978-3-662-67325-6_3

wird allerdings für den Schulbereich nicht empfohlen, da dies dem außerschulischen Sport zuzuschreiben ist. Dennoch sollte nicht vernachlässigt werden, dass Spielen an sich auf verschiedenen Anforderungsebenen konditionell wirksam ist und somit jederzeit einen Beitrag zum Erhalt und vor allem zur Entwicklung motorischer Fähigkeiten leistet.

3.1   Spielidee und Spielziel

Im Allgemeinen beschreibt die Spielidee die Ziele und den Handlungsverlauf von Sportspielen (Kittelmann et al. 2005). In Anlehnung an Dietrich (1984) wird die Spielidee des Sportspiels Handball hier wie folgt definiert.

▶Zwei Teams spielen mit einem Ball gegeneinander. Der Ball wird nur mit den Händen fortbewegt. Ziel ist es, den Ball in das gegnerische Tor zu werfen und Torerfolge des gegnerischen Teams zu verhindern, indem der Ball zurückerobert wird.

Diese Spielidee gilt in ihrer Definition für die Disziplinen Feld- und Hallen-Handball. Für die Disziplin Rollstuhl-Handball muss die Spielidee durch das „Spielen im Rollstuhl" ergänzt werden. In der Disziplin Beach-Handball entscheidet die Summe der erzielten Punkte (ein geworfenes Tor kann je nach Ausführung mit einem Zusatzpunkt gewertet werden) über den Ausgang des Spiels, weshalb die Spielidee in diesem Bereich anzupassen ist („…Ziel ist es, Punkte zu erzielen…").

Das Spielziel ist trotz unterschiedlicher Wettspielsysteme (Feld-, Hallen-, Rollstuhl-Handball = Spielzeit in zwei Halbzeiten vs. Beach Handball = zwei unabhängige Sätze auf Zeit + Shootout), in allen Disziplinen gleich.

▶Ziel ist es, am Ende einer definierten Spielzeiten mehr Tore/Punkte als das gegnerische Team erzielt zu haben.

3.2   Die Spielregeln

Die Spielregeln werden von der IHF herausgegeben. Innerhalb eines nationalen Verbandes, wie dem Deutschen Handball Bund oder dessen Landesverbänden, können diese Regeln variiert werden. Ursprung solcher Veränderungen sind meist Ausbildungsziele oder Spielauffassungen, welche durch die Regeländerungen unterstützt werden sollen. Generell gilt für den Wettspielbetrieb immer die aktuellste Version der disziplinspezifischen Regelwerke. In der Grundlagenausbildung sollte immer eine Reduktion der Regelwerke auf das Notwendigste erfolgen.

▶Die Regelwerke formen die Spielideen zu den bekannten Handballspielen, da sie beschreiben, wie das Spiel „…bezüglich der räumlichen, zeitlichen und sonstigen Bedingungen zu gestalten ist." (Kittelmann et al. 2005, S. 23).

3.3   Die Spielauffassung

Um freudvolle und gelungene Handballspiele durchführen zu können, ist die Formulierung einer Spielauffassung hilfreich. Die Spielauffassung beschreibt die Gestaltungsmöglichkeit und -ziele auf motorischer, kognitiver, pädagogischer und psychologischer Ebene (u. a. Brack 2002).

▶Im Speziellen wird hier vorgeschlagen, das Sportspiel Handball sinnvoll, fair, gesund, dynamisch und kreativ spielen zu lassen.

Diese Verhaltensnormen, welche nicht in einem Regelwerk definiert sind, können und müssen allerdings gruppenspezifisch angepasst werden. Diese Anpassungen implizieren, dass bei allen Spieler*innen ein Grundverständnis der jeweiligen Normen vorhanden ist. Die Reflexion des Auffassung und Bedeutung eines „fairen" oder eines „gesunden" Spiels kann auch bereits mit Kindern im Grundschulalter thematisiert werden. Überfordert eine Gruppe das „dynamische" Spiel, kann dies durchaus durch „ruhiges" oder „kontrolliertes" Spiel ersetzt werden.

▶   Die mit dem Hallen-Handball häufig assoziierte körperliche Härte darf durchaus in eine Spielauffassung integriert werden, im Grundlagen- und Schulbereich ist hiervon allerdings dringend abzuraten. Ein „hartes" Spiel, welches intensiven Körperkontakt impliziert, kann die Entwicklung einer grundlegenden Spielfähigkeit stark ausbremsen.

3.4   Die Spielphasen und Spielaufgaben im Sportspiel Handball

Ein Handballspiel lässt sich in Bezug auf seine Strukturmerkmale in unterschiedliche Phasen und Spielaufgaben aufteilen. Eine solche Einteilung ist hilfreich, um einen Unterricht oder ein Training zielgerichtet und ganzheitlich gestalten zu können. Das hier beschriebene Modell ist vereinfacht und lässt sich, vor allem im Bereich des Umschaltspiels und der Spielaufgaben, stärker ausdifferenzieren (u. a. Estriga 2019; Knobloch et al. 2020). Diese Differenzierungen sollen in dem hier dargestellten Vermittlungsansatz aber keine Rolle spielen.

Verteidigung
Entsprechend der Spielidee ist das Ziel im Verteidigungsverhalten das gegnerische Team durch Zurückeroberung des Balles am Torerfolg zu hindern. Hierbei sind disziplinabhängig unterschiedliche Spielweisen zulässig. Während es im Hallen-Handball erlaubt ist mit Körperkontakt (mit angewinkelten Armen) die eigene Position auf dem Spielfeld gegen die Angreifer*innen zu behaupten (IHF 2022), ist im Beach-Handball einzig ein Verstellen von Räumen (ohne Kontakt der Hände am Körper der Gegenspieler*innen) zulässig.

Angriff
Grundlegendes Element im Angriffsverhalten ist das Erzielen von Toren (Hallen-, Rollstuhl-, Feld-Handball) oder Punkten (Beach-Handball). Das Spielen des Balls ist dabei disziplinspezifisch mit einer Vielzahl formeller Regeln versehen. Grundlegend ist allerdings festzuhalten, dass der Ball nur mit den Händen gespielt oder geworfen wird.

Umschaltspiel
Im Sinne einer dynamischen Spielauffassung ist es erstrebenswert, einen gewechselten Ballbesitz durch schnelles Umschalten von Verteidigung auf Angriff auszunutzen. Gelingt dem Team, welches den Ball verloren hat, kein schneller Rückzug, ergeben sich für das dann angreifende Team Räume und Spielvorteile. Dies gilt sowohl bei direkten Ballgewinnen als auch nach Gegentoren. Für das Umschalten von Angriff auf Verteidigung ist es äquivalent erstrebenswert, die Vorteile des gegnerischen Teams durch schnelles Umschalten zu verhindern.

Tor
Das Spiel auf der Position Tor findet immer zeitgleich zu den anderen Spielphasen statt. Die primäre Aufgabe ist das Abwehren von Bällen, welche auf das eigene Tor geworfen werden. Des Weiteren ist die Spieleröffnung als elementarer Bestandteil des Spiels auf der Position Tor zu sehen. In einer traditionellen Angriffs-Phase ist die Spielposition Tor nicht vorgesehen und hätte eine Pause. Es ist im Hallen-Handball allerdings erlaubt einen Wechsel (zusätzliche*r Feldspieler*in) vorzunehmen, was die Aufgabe in dieser Spielphase erweitern kann. Im Beach

Handball ist es üblich und strukturell sinnvoll Torhüter*innen im Angriff einzusetzen (als *Spezialist*in*). Aber auch in vielen anderen alternativen Spielformen (z. B., Mini-Handball, Goalcha™, Ultimate-Handball) ist es üblich, dass Torhüter*innen im Angriff als Feldspieler*innen agieren.

3.5   Zur Struktur von Trainings- und Unterrichtseinheiten

3.5.1   Warm-Up

▶   Ein Warm-Up zu Beginn von Trainings- oder Unterrichtseinheiten ist nicht rein als körperliche Vorbereitung auf eine Trainingseinheit zu sehen, es soll vielmehr auch auf kognitiver (Wahrnehmen, Antizipieren, Entscheiden), motivationaler und emotionaler Ebene auf die Einheit vorbereiten.

Zum Warm-Up wird hier ein Einstieg in drei Stufen empfohlen. Je nach Altersgruppe oder Leistungsfähigkeit sollte dieses Warm-Up jedoch unterschiedlich gestaltet werden. Findet ein Training mit Kindern im vorpubertären Alter statt, kann durchaus unmittelbar spielerisch (Stufe 3) eingestiegen werden. Je fortgeschrittener die körperliche Entwicklung ist, desto eher sollten auch mobilisierende und aktivierende Phasen vorgeschaltet werden. Vor allem ab dem Jugend- und jungen Erwachsenenalter sind die Stufen 1 und 2 nicht nur als Erwärmung, sondern vor allem auch als präventive und gesundheitsorientierte Maßnahme zu sehen.

Stufe 1
Mobilisierende und kräftigende gymnastische Übungen (leichte Kniebeuge, leichte Sprünge mit einbeinigen Landungen, Ausfallschritte, dynamisches Stretching) führen zu einer ersten Erwärmung von Gelenken und Muskulatur.

Stufe 2
Laufformen in allen Dimensionen (vorwärts, rückwärts, seitwärts), Sprungformen und Pass-Spiel in Bewegung (in 2er oder 3er Gruppen) können zur weiteren Aktivierung genutzt werden.

Stufe 3
Kleine und einführende Spielformen mit Ball (Reboundspiele, Fangspiele, Zonen-
spiele, Staffelwettkämpfe) steigern die Herz-Kreislaufbelastung und aktivieren die
kognitiven Fähigkeiten. Elemente, die später in der Einheit thematisch und inhaltlich
aufgegriffen oder fokussiert werden, sollten integriert werden (z. B. Passen-Fangen,
Beinarbeit).

3.5.2 Zielgerichtetes Üben und Spielen

In der Hauptphase einer Trainings-/Unterrichtseinheit sollten Übungs- und
Spielformen in möglichst lernwirksamen Kombinationen durchgeführt werden.
Lernwirksam bedeutet dabei nicht zwangsläufig einem klassischen methodi-
schen Prinzip, wie vom Einfachen zum Schweren, zu folgen. Sinnvoll können
auch komplexe Spiel- oder Übungsformen zu Beginn einer Einheit sein, um
eine gezielte motorische oder kognitive (Über)Forderung zu schaffen oder eine
Problemstellung bewusst zu machen.

▶   Allgemein sollten Trainingsformen mit spielnahem Charakter und
     hohem Variabilitätsgrad präferiert werden.

Phasen, in denen ein reines Üben bestimmter technisch-taktischer Elemente im
Vordergrund steht, sind ebenfalls nutzbar. Diese Übungsformen sollten auf die
räumlichen Bedingungen des Spiels angepasst werden (z. B. Üben von Passen
und Fangen auf Spielpositionen).
    Um das komplexe Üben und Spielen methodisch differenzieren zu können,
wird folgende Systematik der Trainingsformen (modifiziert nach Feldmann 2014)
vorgeschlagen.

Spielformen
Als Spielformen werden spielerische Aktivitäten definiert, denen in erster Linie
ein Wettkampf zugrunde liegt. Hierbei steht ein impliziter Erwerb von technisch-
taktischen Fähigkeiten und Fertigkeiten im Vordergrund. Beispiele sind Abwurf-,
Fang- oder Staffelspiele.

Kleine Spiele
In spielerischen Aktivitäten, welchen die Spielidee zugrunde liegt (zwei Teams, zwei
Tore/Ziele, Abschn. 3.1), können einzelne Bewegungsfertigkeiten (z. B. Passen)

oder taktische Abläufe (z. B. Parallelstoß) implizit trainiert werden. Auch hier sollte die Organisationsform so gewählt werden, dass für alle Teilnehmer*innen hohe Wiederholungszahlen (Ballkontakte) entstehen.

Grundspiele
In Grundspielen wird das Zielspiel 6 gegen 6 in Bezug auf die Spieler*innenanzahl (z. B. 2 gegen 2, 4 gegen 3) reduziert. Im zweiten Aspekt können räumliche Veränderungen vorgenommen werden (z. B. halbes Spielfeld). In diesen Grundspielen wird primär frei gespielt, wobei technisch-taktische Handlungen vorgegeben werden können.

Übungsformen
In Übungsformen werden einzelne Bewegungsfertigkeiten aus dem Spiel heraus isoliert und in einfachen Organisationsformen mit hohen Wiederholungszahlen explizit geübt.

Grundübungen
In Grundübungen werden einzelne Bewegungsfertigkeiten oder taktische Abläufe isoliert und in einfachen Organisationsformen, räumlich am Zielspiel orientiert, mit hohen Wiederholungszahlen explizit geübt.

Freies Spielen im Zielspiel
In einem freien Spiel gegen Ende der Trainings-/Unterrichtseinheit können die erlernten Fähigkeiten und Fertigkeiten im Charakter des realen Wettkampfs erprobt werden. Mit freiem Spielen ist dabei nicht das klassische 6 gegen 6 plus Torhüter*innen gemeint. Das Zielspiel ist immer daran orientiert, welche Handball-Disziplin (z. B., Hallen-Handball, Beach-Handball) oder alternative Spielform (z. B. Mini-Handball, Five-a-Side Handball) fokussiert wird.

3.5.3 Instruktions- und Reflexionsphasen

Instruktionsphasen, unabhängig davon, ob sie in einer Unterrichts- oder Trainingseinheit durchgeführt werden, sollten so kurz wie möglich durchgeführt werden, um den Anteil der Bewegungszeit zu erhöhen.

Reflexionsphasen in Trainingseinheiten sollten sich an dem Begriff des Trainings orientieren und als unterstützende Maßnahme zur Förderung der Leistung genutzt werden.

Reflexionsphasen in Unterrichtseinheiten sollten adressatengerecht vor allem dafür genutzt werden, den pädagogischen Prinzipien gerecht zu werden. Hierbei stehen das Erfahren und das Verstehen von Bewegung, Sport und Spiel im Vordergrund. Da sich im Handball als multifaktorielles Teamspiel eine Vielzahl spannender Themen abbildet (z. B. von Kreativität bis Spielintelligenz; Von Fairness bis Demokratiebildung), sollten die Reflexionsphasen präzise geplant sein. Diese Reflexionsphasen haben hohe Relevanz, sollten aber immer im Kompromiss zu einer möglichst hohen Bewegungszeit stehen.

Handball spielerisch erlernen

4

Zur Einführung des Sportspiels Handball wird ein Konzept gewählt, das sich als ganzheitlich-analytische Methoden-Konzeption beschreiben lässt. Die Umsetzung der Spielidee anhand einer vorher definierten Spielauffassung (Kap. 3) steht in der Spielreihe jederzeit im Vordergrund. Zum Einstieg werden die Spielanforderungen soweit minimiert, dass eine Umsetzung der Spielidee auch ohne nennenswerte Vorerfahrungen möglich ist. Dies wird dauerhaft analysiert und bei Bedarf mit Spiel- und Übungsformen optimiert. Ziel ist es, das Spiel so weiterzuentwickeln, dass es unter den Bedingungen des geltenden Regelwerks selbstständig gestartet, flüssig gespielt und bei Unterbrechungen wieder in Gang gesetzt werden kann. Die in diesem Buch vorgestellte Konzeption beinhaltet eine doppelte Spielreihe (Großfeld und Kleinfeld). Die Grundlage hierzu wurde von Kittelmann et al. (2005) gelegt, ist bereits von Fasold und Rathschlag (2016) angepasst und nun anhand aktueller Erkenntnisse der Sportspielvermittlung, des motorischen Lernens, der Pädagogik und der Lernpsychologie progressiv weiterentwickelt worden. Die Großfeld und Kleinfeld-Spielreihe sind unter geringem Material- und Organisationsaufwand durchführbar und lassen sich für verschiedene Alters- und Leistungsstufen anpassen. Die Spielreihen können unabhängig voneinander, parallel oder im Wechsel durchgeführt werden.

▶Als Großfeld-Spiele sind Spiele definiert, welche auf der Spielfläche einer Einfachturnhalle (Spielfeld ca. 12×24 m) bis hin zu den Maßen einer Dreifachturnhalle (Spielfeld 20×40 m) stattfinden. Über die Größe des nutzbaren Spielfeldes entscheidet primär die örtliche und situative Verfügbarkeit. Zudem ist ein Alters- und Leistungsbezug sowie die Gruppengröße zu betrachten. So kann trotz der Verfügbarkeit einer Dreifachhalle alters- und situationsgerecht ein kleineres Spielfeld (ca. 12×24 m) genutzt werden.

F. Fasold und A. Nicklas, *Handball spielerisch vermitteln*, essentials,
https://doi.org/10.1007/978-3-662-67325-6_4

▶Als Kleinfeld-Spiele werden Spiele definiert, welche auf stark Spielfeldern gespielt werden. Dadurch kann eine Vielzahl an Spieler*innen auf wenig Raum mehrere Spielfelder gleichzeitig bespielen.

▶ Als Tore auf diesen Spielfeldern müssen nicht zwingend Handballtore genutzt werden. Ob Stangentore, Matten oder Markierungen an Wänden, Tore lassen sich vielfältig und unter fast allen Voraussetzungen errichten.

Die Lernprogression der Spielreihe sieht vor, dass die Spieler*innen Stück für Stück Kompetenzen erwerben und Spielelemente erleben, welche sie dazu befähigen, Handball-Spiele zu spielen. Der zeitliche Verlauf dieses Erwerbs ist gruppen-, leistungs- und altersspezifisch anzupassen. Einer Gruppe kann es gelingen, innerhalb von 90 min vom einführenden Spiel bis zum freien Spiel zu gelangen, wohingegen dieser Prozess bei einer anderen Gruppe über mehrere Einheiten dauern kann und darf. Der Wechsel in die nächste Spielform sollte immer dann vorgenommen werden, wenn die aktuelle Spielform in Form einer Mitspielfähigkeit flüssig umsetzbar ist (Spiel in Gang setzen, in seinem Verlauf sichern, bei Störungen wiederherstellen). Für den Lernprozess ist es nicht hinderlich, wenn zwischen Großfeld- und Kleinfeld-Spielen gewechselt wird, eine Spielform übersprungen oder Spielformen auch wieder vereinfacht werden.

▶ Überfordert die Anzahl der Regeln, die Spielauffassung oder die Spielaufgaben eine Gruppe in der Form, dass es zu keinem flüssigen Spiel kommt, darf auch auf eine der vorherige Spielformen zurückgegangen werden. Auch Wechsel zwischen Großfeld- und Kleinfeld-Spielen oder weitere Anpassungen können jederzeit vorgenommen werden (z. B. Ballmaterial anpassen, Spielfeld verändern).

4.1   Easy-Handball (Großfeld)

Im Easy-Handball (modifiziert nach Kittelmann et al. 2005), soll die Spielidee mit maximal reduzierten Regeln und losgelöst von taktischen Zwängen zum Einsatz kommen.

▶   Zu Beginn wird die Spielauffassung erarbeitet um ein gesundes Miteinander und Gegeneinander im Spiel zu ermöglichen (z. B. „Wir spielen sinnvoll, fair und gesund." siehe Abschn. 3.3).

Es spielen zwei Teams auf zwei Tore gegeneinander. Die formellen Regeln sollten sich darauf beschränken, dass der Ball nur mit den Händen gespielt wird und ein Team je ein Tor verteidigt (sowie auf das andere angreift). Nach einem erzielten Tor kommt das zuvor verteidigende Team in Ballbesitz und startet direkt in den Angriff. Ziel des Verteidigens sollte es sein, aktiv zu versuchen, wieder in Ballbesitz zu kommen. Spielfeldbegrenzungen sind zu Beginn zu ignorieren.

Es gewinnt das Team, welches eine zuvor festgelegte Anzahl an Toren erzielt (z. B. Wer zuerst drei/fünf/sieben Tore erzielt, gewinnt).

▶ Es sollte in diesem Spiel auf weiche Soft- oder Methodikbälle zurückgegriffen werden.

Es wird empfohlen, maximal 5 gegen 5 zu spielen und bei größerer Spieler*innenanzahl zügig (minütlich) Wechsel vorzunehmen. Alternativ kann das Blockwechsel-Prinzip (Fasold und Koch 2019) als formelle Regel eingeführt werden. Hierbei verlassen alle Spieler*innen eines Teams das Feld nach eigenem Torerfolg. Erst die einwechselnden Spieler*innen dürfen wieder in das Spiel eingreifen (Abb. 4.1). Das auf dem Feld verbleibende Team (welches ein Gegentor kassiert hatte) darf in dieser Zeit weiterspielen und kann das gegebenenfalls freie Spielfeld nutzen.

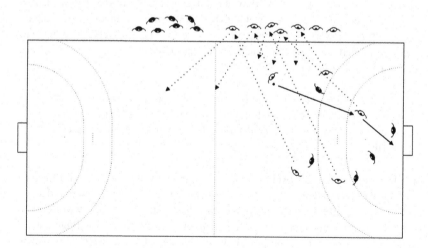

Abb. 4.1 Easy-Handball mit Blockwechselprinzip.

Nach jedem abgeschlossenen Spiel sollen die Teams im kurzen Dialog erarbeiten, inwieweit die Verhaltensvorgaben (sinnvoll, fair, gesund) umgesetzt wurden, was diese bedeuten, und wie man das Spiel noch erfolgreicher gestalten kann. Im Easy-Handball lassen sich weitere formelle Regeln (u. a. Seiten- und Grundlinienaus, Schrittzahlbegrenzung) einführen.

► Vor allem die Einführung der Schrittzahlbegrenzung mit Ball (max. 3 Schritte) kann zu kognitiven Ablenkungen führen (die Spieler*innen fangen an, ihre Schritte zu zählen). Daher sollte dies im Sinne eines normativen Ansatzes einzig über die Vorgabe „wir wollen mit Ball möglichst wenig Schritte machen, wir wollen schnell und viel passen" eingeführt werden. Kommt es zu massiven Verstößen (deutlich mehr als 3 Schritte mit Ball), kann dies reflektiert und korrigiert werden. Dadurch sollen die Spieler*innen lernen, nicht ihre Schritte mitzuzählen, sondern ein Gefühl dafür zu entwickeln, wie viel Bewegung mit Ball erlaubt ist.

4.2   Zonen-Handball (Kleinfeld)

Im Zonen-Handball (nach Fasold und Seipp 2022) spielen zwei Teams mit einem Ball gegeneinander, wobei der Ball nur mit den Händen fortbewegt wird. Ziel ist es, mit einem Soft- oder Methodikball per Aufsetzer in eines der gegnerischen Tore zu werfen. Der gegnerische Torerfolg kann durch Abwehren des Balls verhindert werden. Das Spielfeld besteht aus vier Toren, einer Mittellinie und Auswechselzonen (Abb. 4.2).

► Jedes Team verteidigt zwei Tore auf der eigenen Spielfeldhälfte. Die Spielfeldhälften sind durch eine Mittellinie getrennt, welche die Teams nicht übertreten dürfen. Diese Mittellinie dient als erste Hinführung zum Torraum.

Beide Teams starten mit zwei Spieler*innen im Feld, welche sich den Ball zupassen dürfen. Die restlichen Spieler*innen befinden sich in den Auswechselzonen neben dem Spielfeld. Nach einem Wurf wechselt die Person, die geworfen hat, per Abklatschen mit einer Person aus dem Auswechselraum. Zu Beginn wird auch hier die Spielauffassung interaktiv erarbeitet („sinnvoll spielen, fair spielen, gesund spielen"). Es gewinnt das Team, welches eine zuvor festgelegte Anzahl an Toren erzielt.

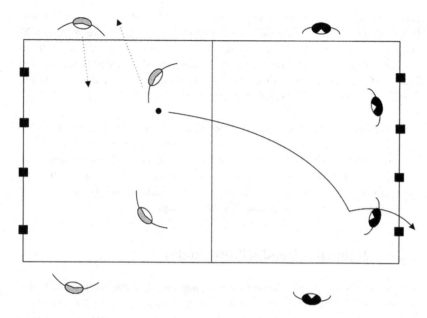

Abb. 4.2 Spielaufbau für das Kleinfeldspiel Zonen-Handball

Regeln, wie die Schrittbegrenzung, sollten wie im *Easy-Handball* eingeführt werden (Abschn. 4.1).

4.3 Aufsetzerball (Großfeld)

Im Spiel *Aufsetzerball* (modifiziert nach Kittelmann et al. 2005) können alle im *Easy-Handball* eingeführten formellen Regeln übernommen werden. Ziel des Aufsetzerballs ist das Kennenlernen des normalen Spielgerätes, dem Handball.

Ein Tor ist nur dann gültig, wenn der Ball als Aufsetzer (mit Bodenkontakt) in das Tor geworfen wird. Der Torwurf mit Bodenberührung soll den Handball beim Torwurf entschärfen. Um das Passen und Fangen zu erleichtern, kann das Zusammenspiel über Aufsetzer-Pässe thematisiert werden. Es kann in diesem Spiel die formelle Regel zum Spielen des Balls mit dem Fuß eingeführt werden (berührt ein Spieler den Ball mit dem Fuß, wechselt der Ballbesitz), ohne dass der Spielfluss stark beeinträchtigt wird. In diesem Zuge kann ein Schritt zur Spezialposition Tor gemacht werden. In Form einer „Letzte*r Spieler*in–Regel", dürfen Spieler*innen im Tor den Ball auch mit dem Fuß abwehren, ohne dass die Fußberührung des Balls geahndet wird. Um das verteidigende Team zu belohnen und weitere Regelhinweise zum Torhüter*innenspiel zu integrieren, sollte in den formellen Regeln festgehalten werden, dass, ein Abwurf des verteidigenden Teams erfolgt, sobald der Ball die Grundlinie überschreitet (unabhängig davon, wer den Ball über die Grundlinie befördert hat).

▶ Da die Verwendung des normalen Handballs nun ein Tippen oder Prellen ermöglicht, kann dies regeltechnisch erstmalig thematisiert werden. Das Tippen und Prellen sollte jedoch nur als Notlösung dienen, falls kein Teammitglied anspielbar ist. Nach wie vor soll ein flüssiges und schnelles Spiel erzeugt werden, dessen Fokus auf freilaufen, anbieten und schnellen Pässen liegt.

4.4   2 gegen 2-Handball (Kleinfeld)

Aufbauend auf das *Zonen-Handball* gibt es nun nur noch ein Tor pro Team, das verteidigt werden muss. Dieses ist jedoch doppelt so groß wie in der vorherigen Spielform.

▶ Die Mittellinie entfällt, wofür zwei geradlinige Torraumlinien eingeführt werden. Es wird mit einem Handball gespielt und Tore dürfen nur mit einem Aufsetzer erzielt werden (Abb. 4.3).

Nach einem Torwurf findet weiterhin ein Spieler*innenwechsel statt. Das verteidigende Team, bestehend aus der verbleibenden Person und einer*m Einwechselspieler*in, zieht sich in den Torraum zurück und versucht den Torerfolg des gegnerischen Teams zu verhindern. Das in Ballbesitz befindliche Team darf den eigenen Torraum verlassen und das Spielfeld bis zum gegnerischen Torraum nutzen. Es werden alle bisher eingeführten Regeln übernommen.

4.5   Torraumball (Großfeld)

Für das Spiel Torraumball (modifiziert nach Kittelmann et al. 2005), werden alle bisher bestehenden Regeln und Verhaltensweisen übernommen. Diese Spielform soll eine einfache und erste Repräsentation des Torraums (6-m Raum) erzeugen. Für den Spielerfolg ist erstmals gezieltes kooperatives Verhalten im Angriffsspiel

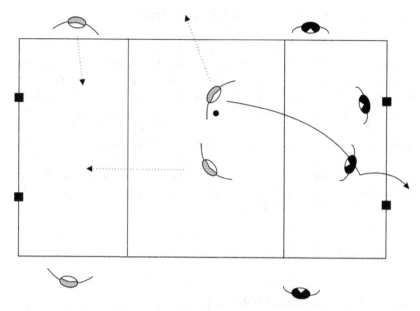

Abb. 4.3 Aufbau zum 2 gegen 2-Handball mit Torräumen

erforderlich, da nur durch das Zusammenspiel von zwei Teammitgliedern ein Tor erzielt werden kann.

Ein Tor wird erzielt, wenn der Ball von außerhalb des Torraums in den Torraum gepasst und anschließend ins Tor geworfen wird. Scheint ein Torwurf nicht sinnvoll, darf der Ball weitergespielt werden. Einem Torwurf muss jedoch ein erneuter Pass in den Torraum vorausgehen.

▶   Ein Überschreiten der Torraumlinie mit Ball in der Hand führt in jedem Fall zu einem Ballbesitzwechsel. Es dürfen sich jederzeit beliebig viele Mitglieder beider Teams im Torraum aufhalten. Im diesem Schritt können nun auch Wechselregeln (das Spielfeld erst zu betreten, wenn ein Teammitglied dieses verlassen hat) thematisiert werden.

4.6   4 gegen 2 + 2-Handball (Kleinfeld)

Die Spielform *4 gegen 2 + 2-Handball* (nach Knobloch et al. 2020) ist eine Erweiterung des *2 gegen 2-Handballs*. Das Spielfeld sollte etwas vergrößert werden, da sich die Teamgröße auf vier Spieler pro Team erhöht. Zwei Torhüter*innen des verteidigenden Teams befinden sich im Torraum. Die anderen beiden Spieler*innen agieren als Verteidiger*innen zwischen den beiden Torräumen. In diesem Bereich agieren auch alle Spieler*innen des angreifenden Teams und versuchen über kooperative Handlungen ein Tor zu erzielen (Abb. 4.4). Bei Ballwechsel, beispielsweise nach einem Torabschluss, ziehen sich zwei Spieler*innen des ehemals angreifenden Teams in den Torraum zurück. Die anderen beiden Spieler*innen versuchen den Ball auf dem Spielfeld zurückzuerobern. Es gelten alle bisher eingeführten Regeln.

▶   Vor allem in Bezug auf den Körperkontakt sollte fokussiert werden, dass in der Verteidigung nur der Ball angegriffen wird.

4.7   Streethandball (Großfeld)

Das Spiel *Streethandball* (u. a. Mehl und Hoffmann 2012) baut auf die alternative Spielform Goalcha^TM auf. Es spielen zwei Teams (4 gegen 4 oder 5 gegen 5) auf ein Tor gegeneinander. Ein Mitglied des verteidigenden Teams darf den Torraum betreten und als Torhüter*in agieren. Weder im Angriff noch in der Verteidigung ist es erlaubt, den Torraum zu betreten. Einzige Ausnahme ist die Landung im Torraum nach einem Sprungwurf. In diesem Fall muss der Torraum nach der Landung schnellstmöglich verlassen werden. Wirft ein Team auf das Tor oder erobert die Verteidigung den Ball, kommt es zu einem Aufgabenwechsel: Das verteidigende Team wird zum angreifenden Team (Torhüter*in wechselt ebenfalls in den Angriff), das angreifende Team wird zum verteidigenden Team.

▶   Durch das entstehende Überzahl-Unterzahlspiel, muss erstmals im Raum verteidigt werden. Der Fokus sollte dadurch weiter auf der Balleroberung liegen. Der Angriff kann durch schnelles Pass- und Zusammenspiel, welches durch das Überzahl-Unterzahlspiel vereinfacht möglich ist, erfolgversprechende Torwurfgelegenheiten erspielen. Einzelaktionen sind immer noch möglich, im Sinne eines sinnvollen Spiels allerdings zu reflektieren.

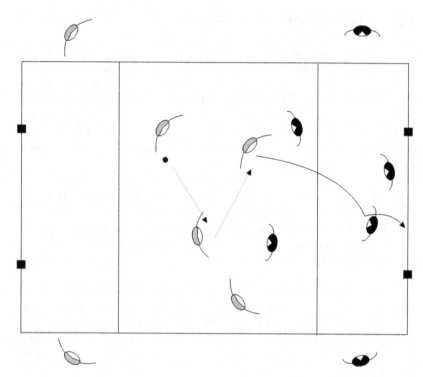

Abb. 4.4 Spielaufbau zum 4 gegen 2 + 2-Handball

4.8   4 gegen 3 + 1-Handball (Kleinfeld)

Die Spielform *4 gegen 3 + 1 Handball* (u. a. Estriga 2019) ist das finale Spiel der Kleinfeld-Reihe. Das angreifende Team agiert außerhalb des Torraums in einfacher Überzahl, während sich ein Teammitglied der verteidigenden Teams im Torraum aufhalten darf. Die Größe des Tores kann nun an die handballspezifische Größe angepasst werden. Nach einem Ballbesitzwechsel werden alle Mitglieder des verteidigenden Teams (inklusive der*s Torhüter*in) zu Angreifer*innen.

4.9   Handball im freien Spiel

Der Weg zum Zielspiel *Handball im freien Spiel* kann über die Großfeld-Reihe, die Kleinfeld-Reihe oder durch eine Kombination aus beiden Reihen erfolgen. Hierzu werden alle eingeführten Verhaltensnormen und Spielregeln übernommen. Auf dem Spielfeld wird 5 gegen 5 gespielt, wobei sich je ein weiteres Teammitglied als Torhüter*in im Torraum befindet. Alle Teammitglieder auf dem Spielfeld dürfen weder in Angriffs- noch in Verteidigungs-Aktionen diesen Torraum betreten. Der Ball kann damit nur noch von außerhalb des Torraums auf das Tor geworfen werden.

▶   Als wichtige Sicherheitsregel sollte hier eingeführt werden, dass Torhüter*innen ihren Torraum nicht verlassen dürfen. Dies vermeidet im Grundlagenbereich, dass Torhüter*innen zum Abfangen eines langen Passes ihren Torraum verlassen und mit Gegenspieler*innen kollidieren.

Ab diesem Schritt können weitere formelle Regeln, wie zum Beispiel die Beachtung des 9 m-Raums bei einem Freiwurf, eingebaut werden. Wichtig ist in dieser Spielform weiterhin, dass ein flüssiges Spiel mit möglichst wenigen Unterbrechungen zustande kommt. Muss die Spielleitung zu häufig eingreifen, sollten die formellen Regeln reduziert werden oder zurück in eine vorherige Spielform gesprungen werden.

4.10   Handball mit System

Gelingt es auch im *Handball im freien Spiel* ein flüssiges Spiel zu erzeugen, bietet es sich an, über erste einfache taktische Vorgaben das Spiel weiterzuentwickeln. In Anbetracht der gegenseitigen Einflussnahme von Angriffs- und Verteidigungshandlungen sollten Vorgaben in einer progressiven Steigerung in nur einer Spielphase (Abschn. 3.4) vorgenommen werden. Der einfachste Einstieg bietet sich dabei über ein Spiel im 5 gegen 5 mit Vorgaben in der Verteidigung an.

▶   Hierbei bleibt weiter im Fokus, nicht den Körper von Gegenspieler*innen, sondern geprellte Bälle und Pässe anzugreifen und einen aktiven Ballgewinn zu erzielen.

Grundposition in der Verteidigung finden
Einen einfachen Einstieg ermöglicht die individuelle Vorgabe, dass sich jedes Teammitglied zwischen einer*m Angreifer*in und dem eigenen Tor positionieren soll und
falls möglich, mit wenig Körperkontakt den Ball klauen soll. Mit dieser Vorgabe
entsteht die freie Verteidigungsart 1 gegen 1-Verteidigung (auch als Manndeckung
bekannt; Abb. 4.6).

Grundposition in einem definierten Raum finden
Im zweiten Schritt der Systematisierung kann diese Vorgabe „zwischen Angreifer*in
und dem eigenen Tor positionieren" auf einen Raum beschränkt werden. Nach einem
Tor oder einem Ballverlust zieht sich das verteidigende Team schnellstmöglich in
die eigene Hälfte zurück und nimmt ab der Mittellinie die Position gegen die Gegen-
spieler*innen ein. Dies entspricht in der 1 gegen 1 – Verteidigung der Formation
Halbfeld-Verteidigung. Die individuelle Grundposition wird dabei so erweitert, dass
Pässe zur*m eigenen Gegenspieler*in abgefangen werden können.

Raum reduzieren um ein Aushelfen möglich zu machen
Eine weitere Reduktion des Verteidigungsraums auf eine Zone („auf Höhe der
9 m-Linie zwischen Angreifer*in und dem eigenen Tor positionieren"; Abb. 4.5)
ermöglicht im nächsten Schritt erste kooperative Elemente des Verteidigens
(Aushelfen) (Abb. 4.6).

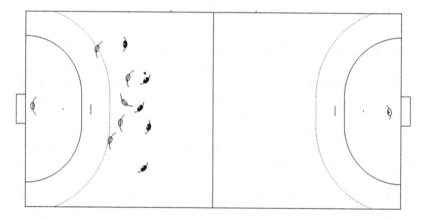

Abb. 4.5   Die 1 gegen 1-Verteidigung in einer bestimmten Zone

ART	1 GEGEN 1-VERTEIDIGUNG		
FORMATION	FREI	HALBFELD	ZONE
ANFORDERUNGEN AUFGABEN ZIELE	GEGENSPIELER*IN ZUORDNEN ZWISCHEN TOR UND GEGENSPIELER*IN POSITIONIEREN BALL EROBERN	GEGENSPIELER*IN ZUORDNEN ZWISCHEN TOR UND GEGENSPIELER*IN POSITIONIEREN BALL EROBERN PÄSSE ABFANGEN	GEGENSPIELER*IN ZUORDNEN ZWISCHEN TOR UND GEGENSPIELER*IN POSITIONIEREN BALL EROBERN PÄSSE ABFANGEN AUSHELFEN

ART	POSITIONSVERTEIDIGUNG
FORMATION	ANGEPASST AN DAS ANGRIFFSSYSTEM, 1:5, 2:4 UND ANDERE
ANFORDERUNGEN AUFGABEN ZIELE	POSITION ZUORDNEN ZWISCHEN TOR UND GEGENSPIELER*IN POSITIONIEREN BALL EROBERN, PÄSSE ABFANGEN AUSHELFEN GEGENSPIELER*IN ÜBERNEHMEN-ÜBERGEBEN

Abb. 4.6 Systematik zu den Grundlagen der Verteidigung im Handball

Ein einfaches Positionsspiel im Angriff einführen

Gelingt es einen aktiven, körperkontaktarmen und ballgewinnorientierten Stil in der 1 gegen 1-Verteidigung zu etablieren, kann der Fokus auf eine Systematisierung des Angriffsspiels gelegt werden. Hier bietet sich an, eine erste Raumaufteilungen in beispielsweise zwei Außenpositionen und drei Rückraumpositionen vorzunehmen (Abb. 4.7). Die Räume sind hiermit in der Spielfeldbreite gleichmäßig besetzt, sodass die bisherigen technisch-taktischen Fertigkeiten des Angriffsspiels gut angewendet werden können.

Positionen im 3:3 Angriff besetzen

Das Spiel auf 6 gegen 6 zu erweitern, ist möglich, wenn erste Vorstellungen eines Positionsangriffs geschaffen sind. Ab jetzt können, wie im Hallen-Handball üblich, die etablierten Spielpositionen benannt (Außen-, Kreis-, und Rückraumspieler*in)

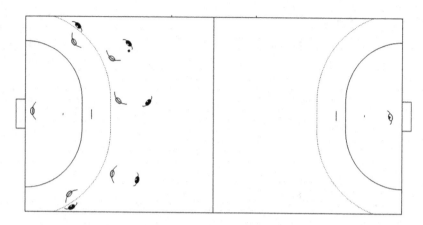

Abb. 4.7   Eine erste zielgerichtete Raumaufteilung im Angriff in der Breite im 5 gegen 5

und eingenommen werden. Zudem können unterschiede Spielsysteme erläutert werden. Die Benennung der Systeme im Handball erfolgt immer aus Perspektive des eigenen Tors. Das 3:3 Angriffssystem strukturiert sich beispielsweise in der Form, dass drei Angreifer*innen weiter vom gegnerischen Tor entfernt die Rückraumpositionen besetzen, während drei Angreifer*innen, die näher zum gegnerischen Tor positioniert sind, die Außen und Kreispositionen einnehmen. Die Benennung der Angriffs- und Verteidigungspositionen sind in Abb. 4.8 zu sehen. Die Aufgaben, Anforderungen und Ziele vom freien Spiel, über das Positionsspiel zum 3:3 Angriff sind in Abb. 4.9 benannt.

Von der 1 gegen 1-Verteidigung zur Positionsverteidigung
Gelingt es dem Angriff das 3:3 System kontrolliert einzunehmen, kann von der 1 gegen 1-Verteidigung in eine Positionsverteidigung gewechselt werden. Die Verteidiger*innen ziehen sich so weit in Richtung des eigenen Torraums zurück, bis die Grundposition gegen die Angreifer*innen eingenommen werden kann. Einzig die gegen die Angriffsposition Kreis verteidigende Person positioniert sich nicht zwischen Tor und Angreifer*in, sondern zwischen dem Ball und Angreifer*in (Abb. 4.8). Verteidiger*innen sind in der Positionsverteidigung nicht mehr festen Angreifer*innen zugeordnet, sondern einer Position. Wechseln Angreifer*innen ihre Position, werden diese von den Verteidiger*innen übergeben und übernommen. Ziel des Verteidigens ist nach wie vor prellende Bälle und Pässe anzugreifen und

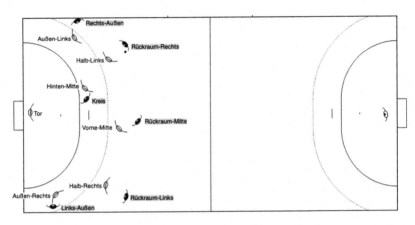

Abb. 4.8 Benennung der Spielpositionen des 3:3 Angriffs (grau hinterlegt) gegen eine Positionsverteidigung (weiß hinterlegt)

ANGRIFFSSYSTEM	FREIES SPIEL	POSITIONSSPIEL	3:3 ANGRIFF
ANFORDERUNGEN AUFGABEN ZIELE	FREILAUFEN UND ANBIETEN RÄUME NUTZEN	RÄUME AUFTEILEN FREILAUFEN UND ANBIETEN RÄUME NUTZEN	RÄUME AUFTEILEN POSITIONEN BESETZEN FREILAUFEN UND ANBIETEN RÄUME ZIELGERICHTET IN TIEFE UND BREITE NUTZEN

Abb. 4.9 Systematik des grundlegenden Angriffsspiels im Handball

nicht den Körper. Wird dieses System eingenommen, entsteht eine Zwei-Linien-Verteidigung, welche auch als 1:5 System bezeichnet werden kann (Abb. 4.8). Es handelt sich allerdings nicht um eine Raumverteidigung, sondern um eine Positionsverteidigung (Abb. 4.6).

Systemänderungen vornehmen

Verlassen Angreifer*innen ihre Positionen und besetzten andere Räume (z. B. Wechsel des Angriffssystems von 3:3 auf 4:2), muss auch die Verteidigung ihr System ändern (2:4). Verteidiger*innen begleiten dabei ihre Angreifer*innen auf die neue Position. Die Verteidigung würde in diesem Beispiel in eine 2:4 Formation wechseln, in welcher auch mit Übergeben-Übernehmen gespielt wird.

Raumverteidigung und kombinierte Verteidigung

Im nächsten Schritt ist ein Wechsel zur reinen Raumverteidigung möglich (z. B. 3:2:1, 5:1, 6:0). Hier werden Räume festgelegt, welche von festen Verteidiger*innen eingenommen werden. Angreifer*innen werden übernommen und übergeben. Das System wird auch dann beibehalten, wenn der Angriff sein System verändert.

▶   Das Verteidigen in Räumen stellt die höchsten kognitiven Anforderungen an die Spieler*innen, da alle auf dem Feld befindlichen Spieler*innen wahrgenommen und deren Handlungen eingeschätzt werden müssen. Diese Komplexität sollte deshalb nur bei entsprechendem Leistungsstand angewendet werden.

Eine weitere Steigerung im Komplexitätsgrad stellen kombinierte Verteidigungsarten dar. Hier agieren zum Beispiel fünf Spieler*innen auf einer Linie in einer Raumverteidigung, während auf einer zweiten Linie eine separate 1 gegen 1-Verteidigung gespielt wird (5 + 1 Verteidigung).

Grundlegendes zur Technik und Taktik im Sportspiel Handball

Technik und Taktik im Sportspiel Handball bedingen sich gegenseitig und sind nicht immer präzise voneinander getrennt zu beschreiben. Nach Hottenrott et al. (2013) ist Technik in sportlichen Bewegungen definiert als „...ein Verfahren zur bestmöglichen Lösung einer bestimmten sportlichen Bewegungsaufgabe." (S. 486). Im Sportspiel Handball wird hier der Begriff Technik damit als spezifische Bewegungsfertigkeiten definiert (u. a. Kromer 2015).

Nach Hohmann (1985) ist Taktik im Sportspiel definiert als „...die Fähigkeit zur sinnvollen Anwendung konditioneller und technischer Elemente in Verbindung mit individualtaktischen, gruppentaktischen und mannschaftstaktischen Maßnahmen im Spiel, um einen optimalen Spielerfolg zu erreichen." (S. 73).

▶Aufbauend auf diese Definition und auf den oben beschriebenen Begriff der Technik, soll hier der Begriff Taktik in diesem Buch als die zeitliche, räumliche und situative Anwendung von Bewegungsfertigkeiten definiert werden (modifiziert nach Kittelmann et al. 2005).

Die Vielfalt der taktischen Handlungsmöglichkeiten im Sportspiel Handball wird zur Vereinfachung in Mannschaftstaktik (kollektive Handlungsweisen), Gruppentaktik (kooperative Handlungsweisen) und Individualtaktik (individuelle Handlungsweisen) strukturiert (orientiert an Brack 2002). Hierbei ist weiter eine Betrachtung in den Spielphasen hilfreich (Abschn. 3.4).

F. Fasold und A. Nicklas, *Handball spielerisch vermitteln*, essentials, https://doi.org/10.1007/978-3-662-67325-6_5

5.1   Spielphasen- und spielaufgabenunabhängige Basis-Bewegungsfertigkeiten

Grundlage aller technisch-taktischen Handlungen sind Basisfertigkeiten, welche überall auf dem Spielfeld und in jeder Spielphase erforderlich sind. Als grundlegendste technische Fertigkeit ist die Beinarbeit zu sehen. Die Beinarbeit beinhaltet Geh-, Lauf- oder Steppbewegungen in alle Bewegungsrichtungen. Weiter zur Beinarbeit gehören Sprünge- und Sprungformen, welche in vielen spielspezifischen Handlungen, unabhängig von Torabschluss, Parade, oder der Grundposition in der Verteidigung, zum Einsatz kommen. Neben grundlegenden Kraft- und Ausdauerfähigkeiten, spielt die Gleichgewichtsfähigkeit zur Umsetzung der Beinarbeit eine außergewöhnlich große Rolle.

5.2   Taktik in der Spielphase Angriff

Das in Abb. 5.1 dargestellte Strukturmodell zeigt das Zusammenspiel der Taktik im Angriff, wobei sich die Handlungsweisen stets gegenseitig bedingen.

Kollektive Handlungsweisen
Die kollektiven Handlungsweisen beziehen sich primär darauf, wie und in welcher Formation gespielt werden soll (Abb. 4.9). Diese können von Vorgaben zu einem freien Spiel mit allen Freiheitsgraden (Entscheidungen) bis hin zu einem Spiel, in welchem nach Wenn-Dann Regeln gespielt wird, reichen. Ein Spiel mit allen Freiheitsgraden ist weniger störungsanfällig durch die gegnerische Verteidigung, stellt aber gleichzeitig hohe Anforderungen an die Entscheidungsfähigkeit der Spieler*innen. Ein Spiel mit klaren Wenn-Dann-Regeln ist störungsanfälliger, kann aber Spieler*innen mit Entscheidungsschwierigkeiten helfen, das Spiel zu vereinfachen.

Kooperative Handlungsweisen
Die kooperativen Handlungsweisen beziehen sich vor allem auf das Zusammenspiel von zwei bis vier Angreifer*innen. Hierbei sind einfache Elemente des Pass-Spiels als Grundlage der Kooperation zu sehen.

▶   Allein durch ein geschicktes Pass-Spiel in Bewegung sowie ein Rück- oder Doppel-Pass-Spiel, lassen sich freie Torwurf-Situationen erspielen.

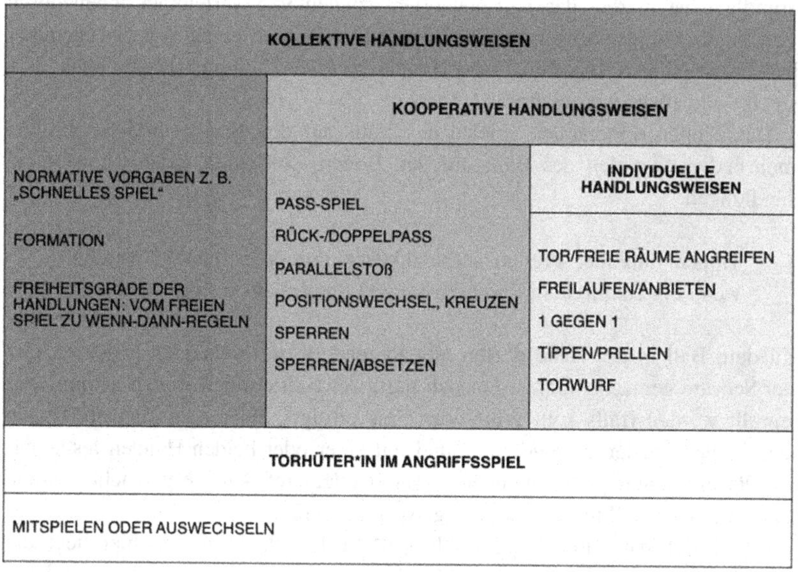

KOLLEKTIVE HANDLUNGSWEISEN		
	KOOPERATIVE HANDLUNGSWEISEN	
NORMATIVE VORGABEN Z. B. „SCHNELLES SPIEL"	PASS-SPIEL	INDIVIDUELLE HANDLUNGSWEISEN
FORMATION	RÜCK-/DOPPELPASS	
	PARALLELSTOß	TOR/FREIE RÄUME ANGREIFEN
FREIHEITSGRADE DER HANDLUNGEN: VOM FREIEN SPIEL ZU WENN-DANN-REGELN	POSITIONSWECHSEL, KREUZEN	FREILAUFEN/ANBIETEN
	SPERREN	1 GEGEN 1
	SPERREN/ABSETZEN	TIPPEN/PRELLEN
		TORWURF
TORHÜTER*IN IM ANGRIFFSSPIEL		
MITSPIELEN ODER AUSWECHSELN		

Abb. 5.1 Strukturmodell zur Basis-Taktik im Angriff im Sportspiel Handball

Parallelstoßbewegungen finden in fast jeder Angriffshandlung statt. Sie sind dadurch gekennzeichnet, dass Angreifer*innen in Erwartung eines Passes parallel zur*m Ballhalter*in einen offenen Raum angreifen. Kreuzbewegungen oder Positionswechsel mit und ohne Ball sind ebenfalls Teil des kooperativen Spiels. Mit ihnen lassen sich direkte Vorteile erspielen, da die Zuordnung in der Verteidigung erschwert wird.

Das direkte und indirekte Sperren von Verteidiger*innen, ausgeführt von Angreifer*innen ohne Ball, kann für den*die Ballhalter*in Vorteile durch das Öffnen von Räumen bringen. Hierauf bauen komplexere Handlungsweisen wie das Sperren und nachfolgende Absetzen in einen freien Raum auf.

Individuelle Handlungsweisen

► Eine grundlegende individualtaktische Handlungsweise ist das Angreifen des Tors durch das Anlaufen und Bespielen freier Räume. Unabhängig ob mit Ball oder ohne Ball müssen Angreifer*innen immer weg von den Verteidiger*innen in freie Räume Richtung Tor agieren.

Grundlage ist hierbei das Umspielen/Überspielen von Verteidiger*innen durch schnelle Richtungswechsel mit und ohne Ball, um sich einen Vorteil gegenüber der Verteidigung zu schaffen. Diese Handlungen werden umgangssprachlich als 1 gegen 1-Situationen bezeichnet.

Das Tippen (einmaliges Spielen des Balls auf den Boden) und das Prellen (mehrmaliges Spielen des Balls auf den Boden) sind stark technisch geprägte Handlungen.

► Tippen und/oder Prellen sollte taktisch nur dann genutzt werden, wenn ein Raum nicht durch Pass-Spiel überbrückt werden kann.

Mit dem Ball in der Hand dürfen laut Regelwerk drei Sekunden gewartet oder drei Schritte gemacht werden. Danach muss der Ball auf den Boden getippt oder geprellt werden (falls kein Wurf oder Pass erfolgt). Wird er nach dem Tippen oder Prellen wieder aufgenommen und mit einer oder beiden Händen festgehalten, dürfen weitere drei Sekunden gewartet oder drei Schritte gemacht werden. Danach muss der Ball gepasst oder geworfen werden.

Die Torwurfsituation ist ebenfalls stark technisch dominiert, hier liegt die taktische Komponente jedoch in der Wurfauswahl. Mit dem Schlagwurf kann die maximale individuelle Wurfgeschwindigkeit erreicht werden, wohingegen beim Sprungwurf etwa 95 % der maximalen individuellen Wurfgeschwindigkeit erreicht werden (Wagner et al. 2014). Der Sprungwurf ermöglicht jedoch im Wurf mehr Variation als der Schlagwurf, da Sprunghöhe, Sprungrichtung und Abwurftiming ein flexiblere Gestaltung zulassen. Bei Würfen aus dem Rückraum können sowohl Sprungwürfe als auch Schlagwürfe genutzt werden. Bei Würfen von den Außenpositionen bietet sich der Sprungwurf aufgrund der Verbesserung des Wurfwinkels an. Bei Würfen von der Kreisposition oder nach einem Durchbruch aus dem Rückraum an den Torraum, bieten sich Sprungwürfe aufgrund der höheren Variationsmöglichkeiten an.

Torhüter*innen im Angriffsspiel

Findet ein Wechsel für eine*n weiteren Feldspieler*in statt, wird das eigene Tor freigegeben (Empty-Net-Situation). Dies birgt ein höheres Risiko für ein Gegentor nach Ballverlust im Angriff, gibt aber die Möglichkeit ein Unterzahlspiel auszugleichen oder in Überzahl zu agieren. Sollten Torhüter*innen im Angriffsspiel eingesetzt werden, ohne gegen eine*n Feldspieler*in gewechselt zu werden, gelten sowohl die gleichen taktischen Vorgaben als auch technischen Anforderungen, wie für die anderen Angreifer*innen.

5.3   Technik in der Spielphase Angriff

Neben den oben genannten Basisfertigkeiten wird hier auf die weiteren spezifischen technischen Elemente im Angriff, insbesondere in Bezug auf das Spiel mit dem Ball, eingangen. Grundlage aller Angriffshandlungen ist dabei das Passen und Fangen in Bewegung.

Passen
Als Passtechniken können alle Wurftechniken ausgeführt werden.

▶   Im Pass-Spiel sollte dabei eine Wurfauslage gewählt werden, welche jederzeit alle Passoptionen ermöglicht *(Powerposition)*.

In der Powerposition befindet sich der Ball etwas über Kopfhöhe, mit dem Ellenbogen etwa auf Schulterhöhe und einer offenen Körperposition zum Ziel (Tor) (Abb. 5.2).

Fangen
Der Ball sollte mit beiden Händen auf Brusthöhe gefangen werden. Hierbei bilden die Daumen und Zeigefinger beider Hände eine umgekehrte Herzform, während die Ellenbogen leicht gebeugt werden. Die Arme sollten bei Ballkontakt mit einer Ansaugbewegung leicht Richtung Körper nachgeben, um die Energie des Passes zu absorbieren. Wird der Pass tiefer als Brusthöhe gespielt, wird der Oberkörper abgesenkt (in den Knien). Optimalerweise erfolgt das Fangen immer in Bewegung in Richtung des gegnerischen Tors.

Prellen
Der Ball darf beim Prellen nicht gehalten oder geführt werden und muss mit einer Hand aktiv von oben nach unten gedrückt werden. Der Ball sollte dabei abfedernd mit leicht gespreizten Fingern angenommen werden. Ein Handwechsel ist erlaubt. Der Ball sollte etwa auf Hüfthöhe schräg vor dem Körper geprellt werden.

Schlagwurf und Sprungwurf
Allgemein wird zwischen Schlagwurf und Sprungwurf unterschieden. Auch wenn für beide Würfe vielfältige Varianten umsetzbar sind, gibt es grundlegende relevante Technikmerkmale.

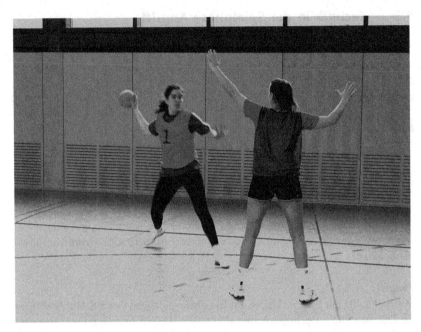

Abb. 5.2 Die Powerposition bei Ballbesitz ist die Grundlage aller weiteren Angriffshandlungen

> ▶ Aufgrund großer individueller Unterschiede in der Körperkonstitution
> gibt es keine perfekte, sondern immer nur eine individuell optimale
> Technikausführung.

Die folgenden Inhalte werden für Rechtshänder*innen beschrieben, für Linkshänder*innen gelten spiegelverkehrt die gleichen Bedingungen.

Schlagwurf

Mit Fangen des Balls, wird das linke Bein für den ersten Schritt nach vorne gesetzt. Es folgen der Schritt mit rechts, während der Arm mit Ball in die Ausholbewegung geführt wird, und der dritte Schritt als Stemmschritt. Hierbei sollte die Fußspitze des einstemmenden Fußes in Richtung des Tors zeigen (Abb. 5.2). Der Ball wird von den Fingern bei geöffnetem Handgelenk gegriffen. Der Ellenbogen ist leicht gebeugt und wird etwas über Schulterhöhe hinter den Körper geführt, der Ball befindet sich damit auf oder etwas über Kopfhöhe. Mit dem Stemmschritt folgt die

Rotation des Beckens (rechte Seite rotiert nach vorne). Es folgt die Rumpfrotation bei gleichzeitiger leichter Rumpfflexion. Nach Einsetzen der Schulterrotation folgt direkt die Ellenbogenextension (Wagner et al. 2014). Den letzten Impuls bekommt der Ball durch eine Flexion des Handgelenks.

Sprungwurf

Der Sprungwurf ähnelt in Aushol- und Wurfbewegung dem Schlagwurf. Mit dem letzten Schritt des Anlaufs wird allerdings einbeinig nach vorne-oben abgesprungen. Das andere Bein wird dabei nach vorne-oben angezogen, der Unterschenkel bleibt dabei unter dem Körper (Abb. 5.3). Der Ball verlässt die Hand noch während der Flugphase des Sprungs. Die Landung nach dem Sprung sollte immer unter bewusster Kontrolle erfolgen.

▶ Diese hier beschriebenen Bewegungsphasen für Schlag- und Sprung-wurf (z. B. Ball fangen, Anlauf, Ausholbewegung) sind im Spiel extrem variabel gefordert und sollten somit auch variabel trainiert werden.

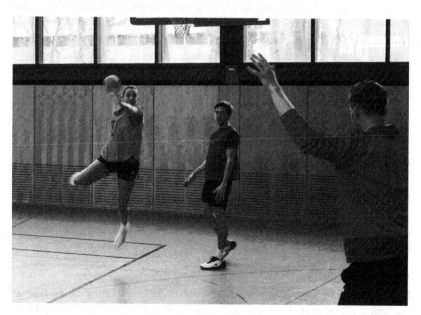

Abb. 5.3 Der Sprungwurf als die am häufigsten genutzte Form des Wurfes im Handball

Täuschungen mit und ohne Ball

Als Täuschungen im Angriffsspiel werden Handlungen definiert, mit welchen sich Angreifer*innen einen räumlichen und/oder zeitlichen Vorteil verschaffen können. Hier sind generell viele Varianten möglich (z. B. Wurf-/Passtäuschungen, Blicktäuschungen), beschrieben werden jedoch nur zwei grundlegende Täuschungen.

Lauftäuschungen ohne Ball

Lauftäuschungen sind Richtungswechsel, die einen Positionsvorteil gegenüber der Verteidigung zur Folge haben sollen. Hierbei sollte in einer normalen Laufbewegung, nach einer Gewichtsverlagerung auf ein Bein, der Körper explosiv in die andere Richtung bewegt werden. Der Richtungswechsel sollte mit einem großen, raumgreifenden Schritt erfolgen.

Körpertäuschungen mit Ball

Hierbei handelt es sich um ähnliche Bewegungsmuster, wie bei der Lauftäuschung, allerdings ist der*die ausführende Spieler*in in Ballbesitz. Durch Anlaufen eines Raums rechts oder links neben Gegenspieler*innen, sollen diese aus der Grundposition gelockt und der Raum auf der Gegenseite vergrößert werden. Durch den plötzlichen Richtungswechsel wird in diesen größer gewordenen Raum eingedrungen (u. a., Estriga 2019). Um die drei Schritte vor einem Tippen optimal auszunutzen, sollte die Ballannahme kurz vor dem Richtungswechsel in einem leichten Sprungschritt erfolgen. Während des Richtungswechsels sollte der Ball immer mit der verteidigungsfernen Hand transportiert werden.

Aufbauend auf diese Basistäuschung mit Ball, gibt es vielfältige Ausdifferenzierungen (z. B., doppelte Täuschungen, Drehungen, Fehlarm-Täuschungen).

5.4   Taktik in der Spielphase Verteidigung

Das in Abb. 5.4 dargestellte Strukturmodell zeigt das Zusammenspiel der Taktik im Defensivverhalten im Sportspiel Handball. Bedingt werden dabei alle Handlungsweisen durch das grundlegende, individuelle Verhalten mit dem Ziel, den Ball zu erobern.

Kollektive Handlungsweisen

Die kollektiven Handlungsweisen beziehen sich in der Verteidigung auf die Formation und die Räume, in denen gespielt werden soll. Die Handlungsweisen reichen von freiem Verteidigen bis hin zu präzisen Absprachen, auf welcher Position ein Ball

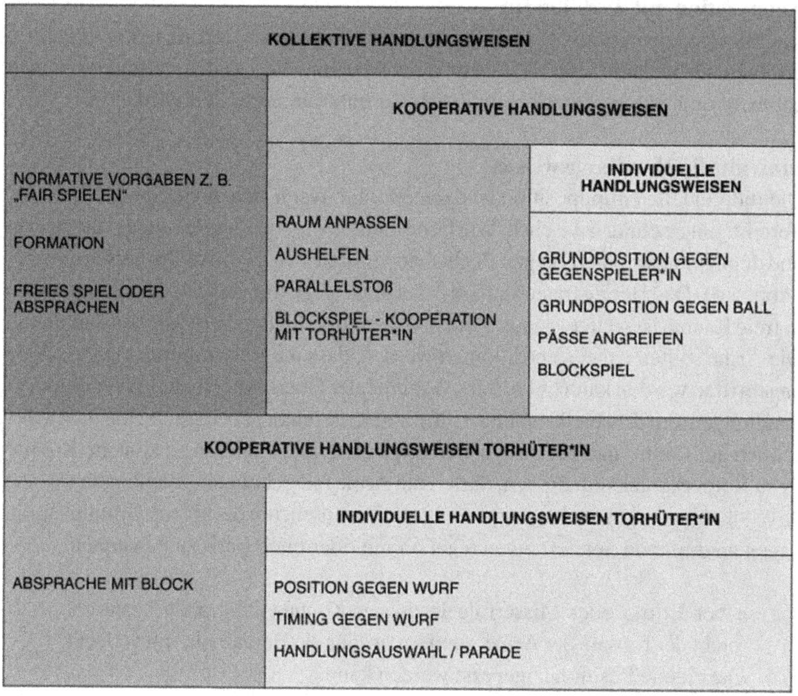

KOLLEKTIVE HANDLUNGSWEISEN		
	KOOPERATIVE HANDLUNGSWEISEN	
NORMATIVE VORGABEN Z. B. „FAIR SPIELEN" FORMATION FREIES SPIEL ODER ABSPRACHEN		INDIVIDUELLE HANDLUNGSWEISEN
	RAUM ANPASSEN AUSHELFEN PARALLELSTOß BLOCKSPIEL - KOOPERATION MIT TORHÜTER*IN	GRUNDPOSITION GEGEN GEGENSPIELER*IN GRUNDPOSITION GEGEN BALL PÄSSE ANGREIFEN BLOCKSPIEL
KOOPERATIVE HANDLUNGSWEISEN TORHÜTER*IN		
	INDIVIDUELLE HANDLUNGSWEISEN TORHÜTER*IN	
ABSPRACHE MIT BLOCK	POSITION GEGEN WURF TIMING GEGEN WURF HANDLUNGSAUSWAHL / PARADE	

Abb. 5.4 Strukturmodel zur Basis-Taktik in der Verteidigung im Sportspiel Handball

erobert oder ein*e Gegner*in zum Torabschluss gebracht werden soll. Vorgaben zu kollektiven Handlungsweisen gelten stets für das gesamte Team.

Kooperative Handlungsweisen

Die kooperativen Handlungsweisen beziehen sich vor allem auf das Zusammenspiel von zwei oder drei Verteidiger*innen. Kooperative Handlungsweisen sind in der Form bestimmend, dass Verteidiger*innen immer direkt auf die Handlungsweisen der direkten Nebenspieler*innen agieren und reagieren müssen. Treten Verteidiger*innen beispielsweise weit nach vorne, verändert sich auch für die nebenstehenden Verteidiger*innen der Raum und die Aufgabe. Es muss situativ ausgeholfen, der Raum geschlossen oder ebenfalls nach vorne agiert werden.

Kooperation mit Torhüter*in

Ein Block gegen einen Wurf sollte stets in Kooperation mit dem*r Torhüter*in erfolgen. Dabei kann festgelegt werden, welche Torecke von den Verteidiger*innen geblockt und welche Torecke von dem*r Torhüter*in fokussiert wird.

Individuelle Handlungsweisen

Die individuelle Grundposition ist dann optimal, wenn sich ein*e Spieler*in in der Verteidigung schräg zwischen Wurfarmschulter der*des angreifenden Spieler*in und dem Tor positioniert (gegen Rechtshänder*innen ist die linke Körperseite vorne) (Abb. 5.5). Das Heraustreten in Pass- oder Laufwege und das wieder sinken lassen in freie Räume ist weiter grundlegend in jeder individuellen Verteidigungshandlung. Die Arme sollten dabei so positioniert werden, dass möglichst immer ein Pass-Weg angegriffen werden kann (Abb. 5.5). Während der Oberkörper in den Verteidigungs-handlungen aufrecht bleibt, sollten Hüfte und Knie leicht gebeugt sein, um möglichst schnell auf Raum- und Richtungsänderungen reagieren/agieren zu können. Kommt es zu Körperkontaktsituationen, dürfen die Arme mit gebeugten Ellenbogen als eine Art Stoßdämpfer gegen den Körper eingesetzt werden, um die eigene Grundposition gegen angreifende Spieler*innen (egal ob mit oder ohne Ball) zu behaupten.

▶ Über Erfolg oder Misserfolg in diesen Kontaktsituationen bestimmt nicht der Einsatz der Arme, sondern primär die Beinarbeit, mit welcher die eigene Position angepasst werden kann.

Das Blockspiel gegen Würfe aus größeren Distanzen benötigt ein Timing, mit welchem die optimale Reichhöhe des Blocks beim Abwurf des Balls erreicht wird. Die Distanz gegen ein*e werfende*n Spieler*in sollte dabei so gewählt werden, dass möglichst nahe an den Ball herangereicht wird, jedoch massiver Körperkontakt (Stoßen, Schubsen) vermieden wird.

Individuelle Handlungsweisen auf der Position Tor

▶ Die technischen Fertigkeiten (Paraden) von Torhüter*innen müssen mit der richtigen Positionierung im Raum und dem richtigen Timing zum Wurf Anwendung finden.

Eine optimale Positionierung im Tor schränkt die Wurfmöglichkeiten der Angrei-fer*innen maximal ein und deckt die Fläche des Tors optimal ab. Hierzu gilt es den Ort, an dem der Ball die Wurfhand verlässt, optimal zu antizipieren. In der Position gegen diesen Ort sollten Torhüter*innen kurz vor dem Abwurf des Balls

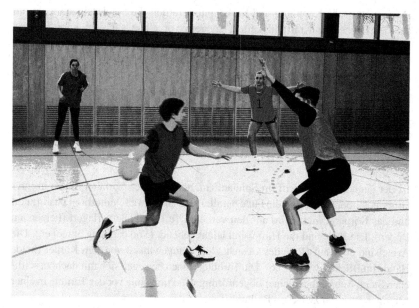

Abb. 5.5 Die Grundposition gegen Angreifer*innen mit Ball und fern vom Ball die Grund-position aus welcher Pässe angegriffen werden können

in einen ruhigen Stand kommen, um anschließend eine situationsgerechte Aktion (z. B. Parade tief) zur Abwehr des Balls zu vollziehen.

5.5 Technik in der Spielphase Verteidigung

In der Verteidigung müssen die grundlegenden taktischen Handlungen mit einer ausgeprägten Kopplungsfähigkeit der Bein- und Armtätigkeiten kombiniert werden.

▶ Während die Beine bei maximaler Intensität in der Umsetzung von Lauf- und Sprungbewegungen gefordert sind, muss azyklisch dazu ein stabiles und kontrolliertes Agieren mit den Armen gegen den Ball oder den Körper von Gegenspieler*innen möglich sein (Blocks, Bälle herausspielen, Kontakt).

Diese motorische Kopplung und Entkopplung fordert die Spieler*innen nicht nur auf der Ebene der Kraftfähigkeiten, sondern vor allem auch im koordinativen Bereich. Ökonomische, präzise und damit auch schnelle Bewegungen sind ein Indikator für eine gute Bewegungstechnik in der Verteidigung.

Technische Merkmale des Spiels auf der Position Tor

▶ Da das Spiel auf der Position Tor von einer extrem hohen Individualität geprägt ist, stellt die hier aufgeführte Basis lediglich einen Leitfaden dar.

Ist der gegnerische Angriff im Spielaufbau, befinden sich Torhüter*innen in ihrer Grundposition. Dabei sind die Füße parallel zum Ball etwa schulterbreit positioniert und das Körpergewicht wird auf den vorderen Teil der Füße verlagert (Fersen am Boden). Die Knie und die Hüfte sind leicht gebeugt (Vorspannung erzeugen). Die Arme sind etwa auf Höhe des Gesichts leicht angewinkelt vor dem Körper (beide Hände im Blickfeld; Abb. 5.6). Die Torhüter*innen bewegen sich mit flachen, seitlichen Stepp-Schritten auf einer bogenförmigen Aktionslinie vor der Torlinie in einer zentralen Position zwischen Ball und Tor.

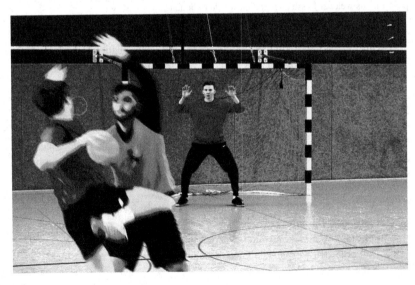

Abb. 5.6 Aus der Grundposition im Tor erfolgt die Wurfabwehr

Die Grundtechniken zur Torwurfabwehr beziehen sich auf tief/flach und hoch geworfene Bälle. Ausgehend von der Grundposition können mithilfe der Schrittsprungtechnik alle Bereiche einer Torecke abgedeckt werden.

Bei flachgeworfenen Bällen sollte im Schrittsprung das Schwungbein flach über den Boden in die entsprechende Torecke gebracht werden. Beim Aufsetzen des Fußes zeigt die Fußspitze in Richtung Auslinie und die ballnahe Hand sichert zusätzlich die Fläche über dem Fuß ab. Alternativ kann hier auch der Fuß nicht abgesetzt, sondern in den Hürdensitz (slide-movement) gegangen werden.

Bei hochgeworfenen Bällen sollten Torhüter*innen versuchen, beide Hände hinter den Ball zu bekommen, um möglichst viel Torfläche abzudecken.

5.6 Taktik und Technik in der Spielphase Umschaltspiel Verteidigung zu Angriff

Im Umschaltspiel von Verteidigung auf Angriff ist das Ziel, nach einem direkten Ballgewinn über den Gegenstoß, beziehungsweise nach einem Gegentor über einen schnellen Anwurf (schnelle Mitte), möglichst zeitnah eine Torwurfmöglichkeiten herauszuspielen, bevor das gegnerische Team seine Verteidigung formiert hat.

Kollektive Handlungsweisen
Die kollektiven Handlungsweisen im Umschaltspiel beziehen sich auf die grundlegende Vorgabe, mit welcher Geschwindigkeit gespielt werden soll. Ein hohes Tempo setzt das gegnerische Team unter Druck und ermöglicht das Herausspielen einfacher Torwurfmöglichkeiten, ist jedoch mit einem erhöhten Risiko von Ballverlusten verbunden. Ein niedriges Tempo bringt Sicherheit, ermöglicht dem gegnerischen Team jedoch, sich kontrolliert in seiner Verteidigung zu formieren.

Kooperative und individuelle Handlungsweisen
Die Handlungsweisen auf kooperativer und individueller Ebene sind mit denen der Angriffsphase gleichzusetzen, jedoch ist der Zeitdruck für Antizipation, Wahrnehmung und Entscheidungen aufgrund größerer Geschwindigkeiten erhöht.

Kooperative und individuelle Handlungsweisen auf der Position Tor
Grundlegend sollten Torhüter*innen (nach Torwurf oder Ballverlust des gegnerischen Teams) den Ball möglichst schnell zurück ins Spiel bringen. Dies kann sowohl durch lange Pässe (auch zur schnellen Mitte), kurze Pässe als auch durch

direkte Torwürfe (Empty-Goal-Situation) erfolgen. Die technischen Anforderungen an das Passspiel entsprechen denen der Feldspieler*innen. Torhüter*innen sind jedoch innerhalb des Torraums von der Schrittbegrenzung befreit. Verlassen sie ihren Torraum, gelten für sie die gleichen Regeln, wie für die Feldspieler*innen.

Technik Gegenstoß
Im Umschaltspiel von Verteidigung zu Angriff finden alle Basisfertigkeiten des Angriffsspiels unter höherer Geschwindigkeit und veränderten räumlichen Voraussetzungen ihre Anwendung.

5.7   Taktik und Technik in der Spielphase Umschaltspiel Angriff zu Verteidigung

Im Umschaltspiel von Angriff auf Verteidigung, dem Rückzug, ist das Ziel, nach einem Ballbesitzwechsel möglichst schnell in die eigene, geschlossene Verteidigungsformation zu gelangen. Hierbei kann zusätzlich zielgerichtet versucht werden, das gegnerische Team im Gegenstoß zu stören und einen Ballgewinn zu erzielen.

Kollektive Handlungsweisen
Ein möglichst schnelles Umschalten in die Verteidigung verhindert einfache Tore des gegnerischen Teams und ermöglicht Ballgewinne bei temporeichem und riskantem Spiel der Gegner*innen. In diesem Zuge kann im Rückzug eine veränderte Verteidigungsformation genutzt werden.

Kooperative und individuelle Handlungsweisen
Im Rückzug sind alle kooperativen und individuellen Handlungsweisen der Verteidigung unter erhöhter Geschwindigkeit gefordert. Es kann gewinnbringend sein, das gegnerische Team dazu zu bringen, den Ball tippen oder prellen zu müssen. Tippen oder Prellen reduziert die Geschwindigkeit des Angriffs, was die Handlungsweisen in der Verteidigung erleichtert.

Kooperative und individuelle Handlungsweisen auf der Position Tor
Ein besonderer Aspekt im Torhüter*innenspiel in dieser Phase entsteht, falls ein Wechsel mit einem*r Feldspieler*in erfolgte. Nach Ballverlust oder Torwurf des eigenen Teams muss ein Teammitglied möglichst schnell auswechseln, sodass die*der Torhüter*in wieder das Spielfeld und damit auch den eigenen Torraum betreten darf.

Technik Rückzug

Im Rückzug sind alle Basisfertigkeiten der Verteidigung unter höherer Geschwindigkeit und veränderten räumlichen Voraussetzungen gefordert. Im Rückzug sollte hinter oder seitlich von Gegenspieler*innen absolut kontaktfrei agiert werden, da aufgrund der erhöhten Spielgeschwindigkeit das Verletzungsrisiko stark erhöht ist.

Zum Coaching in Trainings- und Unterrichtseinheiten

6

Kompetenzen zum Coaching im Sportspiel Handball sind nicht nur für Handballtrainer*innen relevant, sondern ebenso auch für Lehrer*innen oder Übungsleiter*innen. Die Unterschiede dieser Rollen liegen in der Zielsetzung. Trainer*innen/Coaches möchten mit ihren Spieler*innen primär einen erfolgreichen Wettkampf gestalten, Lehrer*innen möchten im Unterricht Wissen und Werte vermitteln. Die Entwicklung der Persönlichkeit von Spieler*innen findet sich in beiden Rollen wieder. Da viele Kompetenzen für alle Bereiche der Vermittlung des Sportspiels Handball eine wichtige Rolle spielen, werden diese als allgemeine Kompetenzen und Coaching-Hinweise beschrieben.

Die Durchführung von Trainings- und Unterrichtseinheiten ist für Lehrer*innen und Coaches der primäre und zeitintensivste Arbeitsbereich. Hierbei soll mit bestmöglich abgestimmten Unterrichts- oder Trainingsinhalten ein optimales Lernumfeld gestaltet werden. Um dies zu erreichen, sollten neben handballspezifischen Kompetenzen (z. B. Wissen über Spielidee, Regeln, Strukturen) auch trainingswissenschaftliche Kenntnisse (z. B. Belastungssteuerung, Wirkung von Trainingsreizen) und umfassende pädagogische und psychologische Kompetenzen (z. B. Empathie, Offenheit, Struktur und Organisation) vorhanden sein. Das Wissen über die Wirkung von Instruktionen und Kritik sowie die Fähigkeit zur Improvisation, sind weitere Teile der Handlungskompetenz von Coaches oder Lehrer*innen. Patentrezepte, um der Dynamik und den offenen Bedingungen eines Sportspiels gerecht zu werden, gibt es hierzu nicht.

© Der/die Autor(en), exklusiv lizenziert an Springer-Verlag GmbH, DE, ein Teil von Springer Nature 2023
F. Fasold und A. Nicklas, *Handball spielerisch vermitteln*, essentials,
https://doi.org/10.1007/978-3-662-67325-6_6

6.1   Instruktionen

Getreu dem Sprichwort „Ein Bild sagt mehr als tausend Worte" lassen sich mithilfe von Analogien oder Metaphern Lernwege effektiv und effizient ansteuern (u. a. Fasold und Koke 2023).

▶   Detailliert erläuterte Bewegungs- oder Handlungsregeln schaffen bei den Spieler*innen ein großes Wissen, erschweren aber teilweise die Umsetzung, da hier mit zu vielen Details eine Überforderung geschaffen werden kann. Analogien, Metaphern oder Bilder vereinfachen den Lernprozess für die Spieler*innen.

Die Art der Instruktion lenkt die Aufmerksamkeit der Spieler*innen und beeinflusst damit ihr Handeln. Einer Instruktion, wie „achte darauf, dass du deinen Arm beim Wurf schneller bewegst" lenkt die Aufmerksamkeit auf den eigenen Körper. Eine external gerichtete Aufmerksamkeit („achte darauf, dass der Ball mit möglichst hoher Geschwindigkeit ins Tor fliegt") führt ebenfalls zum gleichen Trainingsziel, lenkt die Aufmerksamkeit aber aus dem Körper heraus und erleichtert den Lernweg (Wulf und Lewthwaite 2016).

Auch haben Instruktionen in Zusammenhang mit der Aufmerksamkeit einen starken Einfluss auf die Wahrnehmung der Spieler*innen (u. a. Furley 2022). Eine Instruktion, wie „wenn du den Ball von links bekommst, spielst du ihn nach rechts" schränkt die Aufmerksamkeit stark auf eine Handlung ein. Besser sind offene Instruktionen, wie „wenn du den Ball von links bekommst, schaue, welche Möglichkeiten du hast". Hier ist die Aufmerksamkeit weit gerichtet, wodurch die Spieler*innen mehrere Spieloptionen wahrnehmen.

6.2   Gehirngerechtes Coachen

Die hier angesetzten Hinweise zum gehirngerechten Coaching (u. a., Linz 2014) sollen eine optimale Informationsverarbeitung der Spieler*innen unterstützen.

Eine positive Sprache verwenden
Aus Fehlern werden Potentiale, aus Niederlagen kann man sich entwickeln. Im Sinne eines zielgerichteten Reframings lassen sich negativ behaftete Begriffe in positive Sprache umsetzen.

Eine einfache Sprache verwenden

Fachbegriffe oder komplexe Ausdrücke sollten vermieden werden, die Sprache sollte möglichst einfach und spezifisch sein.

Nicht-Botschaften in aktive Handlungsvorgaben umformulieren

Aus „wirf den Ball nicht immer flach" wird „wirf den Ball hoch". Nicht-Botschaften sind vor allem unter Stress für das menschliche Gehirn schwer zu verarbeiten, konkrete und aktive Handlungsaufträge sind zielführender.

Informationsmenge kurz und knapp halten

Instruktionen und Feedback sollten auf eine möglichst geringe und für Spieler*innen auch noch verständliche Menge reduziert werden.

Rational bleiben aber auch Emotionen zeigen

Emotionen können Coaching-Prozesse erschweren, können aber auch hilfreich sein. Eine gesunde Mischung aus emotionalem und rationalem Coaching wird sich am lernwirksamsten herausstellen.

Gezielt loben

Loben, ob verbal oder nonverbal, verstärkt den Lerneffekt einer positiven Aktion weiter. Lob verliert, wenn es im Übermaß eingesetzt wird, seine Wirkung und sollte daher immer zielgerichtet eingesetzt werden.

Gezielt kritisieren

Gezielte Kritik darf geäußert werden, sollte aber immer mit dem Hinweis versehen werden, eine Lösung zu suchen. Gelingt dies nicht, muss ein Lösungsweg vorgeschlagen werden.

Namen nennen und Blickkontakt herstellen

Spieler*innen sollten persönlich über ihre Namen angesprochen und Blickkontakt sollte hergestellt werden.

Autonomiegefühl stärken

Die Spieler*innen sollten in die Gestaltung und Umsetzung von Inhalten sowie in die Lösungssuche mit eingebunden werden. Gelingt es die Lösungen selber zu finden, stärkt sich das Autonomie-Gefühl, was mit einem verbesserten Lernprozess verknüpft ist (u. a., Wulf und Lewthwaite 2016).

Zur Spielleitung und dem Schiedsrichtern im Sportspiel Handball

Die Aufgabe des Schiedsrichterns ist ein elementarer Bestandteil zur Durchführung von sportlichen Wettkämpfen. So soll sichergestellt werden, dass der Wettkampf im Einklang mit den Regeln erfolgt und, dass das bessere Team gewinnt. Schiedsrichter*innen bekommen meist nur dann Aufmerksamkeit geschenkt, wenn sie Fehler begehen. Dass in dieser Rolle die Voraussetzungen zur erfolgreichen Herstellung eines spannenden und dynamischen Spiels liegen, wird dabei häufig vernachlässigt.

> ▶ Mit einer konsistenten Regelauslegung, einer geschickten Spielleitung, einer offenen und positiven Ausstrahlung sowie einer konsequenten und transparenten Kommunikation leisten Schiedsrichter*innen einen großen Beitrag zu gelungenen und freudvollen Wettkämpfen.

Neben der Motivation, sich in dieser Rolle für den Handball einzubringen, ist vor allem eine gute und umfassende Ausbildung relevant für die Leitung von Wettkämpfen. Wettkämpfe sollten immer von zwei Schiedsrichter*innen geleitet werden, im unteren Leistungsbereich wird die Leitung allerdings auch einzeln übernommen. Weiter unterstützt werden die Schiedsrichter*innen von den Offiziellen am Kampfgericht (Zeitnehmer*in und Sekretär*in). Neben der Notation des Spielstands kommt dem Kampfgericht die Aufgabe zu, die Hinausstellungen der Spieler*innen zu überwachen. Des Weiteren wird vom Kampfgericht die Wechselzone beaufsichtigt.

Die Spielaktionen werden von den Schiedsrichter*innen im Handball mit unterschiedlichen Gesten und Zeichen angezeigt, um die Entscheidungen zu verdeutlichen (IHF 2022).

F. Fasold und A. Nicklas, *Handball spielerisch vermitteln*, essentials, https://doi.org/10.1007/978-3-662-67325-6_7

Zusammenfassend lassen sich für eine gelungene Spielleitung in der Aufgabe des Schiedsrichterns folgende grundsätzliche Aspekte festhalten:

1. Es muss über eine adäquate Regelkenntnis verfügt werden.
2. Es sollte sich immer so positioniert werden, dass ein optimaler Blick auf das Spielgeschehen möglich ist.
3. Ist das Spiel im Gange, sollte im Fall eines Regelverstoßes laut (!) gepfiffen werden. Unmittelbar nach dem Pfiff sollte die Spielrichtung angezeigt werden, in die das Spiel fortgesetzt wird. Im Grundlagenbereich sollte diese so lange angezeigt werden, bis das Spiel selbstständig fortgesetzt wird. Bei Bedarf kann der Pfiff mit dem entsprechenden Handzeichen unterstützt werden.
4. Es sollte jederzeit mutig, konsequent und mit einer entsprechend eindeutigen Körpersprache agiert werden.
5. Es muss unparteiisch entschieden werden. Diese Unparteilichkeit kann im Training aus pädagogischen Gründen zielgerichtet angepasst werden.
6. Im Grundlagenbereich sollten Regelverstöße auch im Wettkampf erläutert werden. Dies sollte allerdings immer nur in einem Umfang erfolgen, welcher den Spielfluss und das Spielerlebnis nicht stört. Schiedsrichter*innen leisten damit auch einen Beitrag zur Entwicklung der Spielfähigkeit.
7. Eine wertschätzende und offene Kommunikation mit allen am Spiel Beteiligten ist weiterhin hilfreich und lernwirksam.

▶Eine gelungene Ausführung des Schiedsrichterns definiert sich nicht als Regelpolizei, sondern in einer aktiven gestaltenden Rolle im Spiel. Die Art, das Spiel zu leiten und zu managen, ist elementar, um die Spielidee und die Spielauffassung umsetzbar zu machen.

Das Verständnis zum Schiedsrichtern, welches sich bis hierhin aus der dargestellten Wettkampfperspektive ergibt, ist so nicht in einen Handballunterricht im Schulkontext übertragbar. Im Sinne des Erziehenden Sportunterrichts wird deutlich, dass eine Kompetenzorientierung und damit auch die pädagogische Seite des Schiedsrichterns einen deutlich höheren Stellenwert bekommt.

▶   In der Schule sollten keine Schiedsrichter*innen, sondern eine Spielleitung zum Einsatz kommen. Diese sollte mit der Frage implementiert werden, welche pädagogische Intention hinter dem Einsatz steckt.

Im Sinne der sportunabhängigen Fairness-Erziehung kann die Rolle der Spielleitung genutzt werden, um zum Umgang mit Regeln einen konstruktiven Streit zu führen, in welchem Regeln erörtert, angepasst und reflektiert werden. Dies kann zur Entwicklung eines rationalen Regelbewusstseins beitragen und die Motivation zur Einhaltung von Regeln stärken, was sich letztendlich nicht auf das Handballspiel beschränken sollte (Staerk 2017). In diesen Überlegungen kann die Spielleitungsrolle sowohl von der Lehrperson als auch von Schüler*innen ausgeführt werden. Lehrpersonen können in dieser Rolle das Spiel bewusst steuern, durch zielgerichtete Entscheidungen die Spielfähigkeit entwickeln und pädagogisch in den Unterricht eingreifen (z. B. Konfliktmanagement).

Schüler*innen in dieser Rolle können Urteils- und Kommunikationskompetenzen erwerben und ihr Selbstkonzept durch ein verstärktes Selbstwirksamkeitsempfinden positiv entwickeln. Auch die spielenden Schüler*innen können ihre Selbstkompetenzen weiterentwickeln, da sie lernen, nach dem Spiel ein konstruktives Feedback zu geben. Weiter kann dadurch ihre Frustrationstoleranz gestärkt werden, da sie während des Spiels nicht über Entscheidungen diskutieren dürfen/können und diese akzeptieren müssen (Staerk 2017).

▶ Mit dem Einsatz von Schüler*innen in der Rolle der Spielleitung kann bei allen Beteiligten der Erwerb einer Fairness-Kompetenz gefördert und ein Verständnis zur Sinnhaftigkeit von Regeln geschult werden. Wird dies umgesetzt, muss die Lehrperson gewährleisten, dass die Spielleitung für die Ausführenden keine Überforderung darstellt. Weiter muss im Vorhinein mit allen Spielteilnehmenden der Wert, die Relevanz und die entsprechende Autorität für die Rolle der Spielleitung geklärt werden.

Was Sie aus diesem *essential* mitnehmen können

- Ein Verständnis zu den Grundlagen und zum Ursprung des Sportspiels Handball
- Möglichkeiten einer einfachen und universell anwendbaren VermittlungsKonzeption im Grundlagenbereich kennenlernen
- Eine Erweiterung der eigenen Vermittlungs- und Coachingkompetenzen in den Sportspielen

Literatur

Bebetsos, G. S. (2012). *Beach Handball from A to Z*. Basel: International Handball Federation.

Brack, R. (2002). *Sportspielspezifische Trainingslehre*. Hamburg: Czwalina.

Brack, R., Bubeck, D., & Pietzsch, R. (1996). Spielfähigkeits- und entwicklungsorientiertes Nachwuchstraining im DHB. *Handballtraining, 3+4*, 4–12.

Dietrich, K. (1984). Sportspiele im Sportunterricht. *Sportpädagogik, 8(1)*, 17–18.

Eggers, E. (2014). *Handball: Geschichte eines deutschen Sports*. Göttingen: Die Werkstatt.

Estriga, L. (2019). *Team Handball. Teaching and learning step by step*. Agência Nacional.

Fasold, F., Gehrer, A., & Klatt, S. (2022). *Beach Handball for Beginners: History, Organization, Rules and Gameplay*. Berlin: Springer.

Fasold, F., & Koch, S. (2019). Auswechselbank ist nicht mehr: Handball-Spielformen mit dem Blockwechsel-Prinzip fetzig gestalten. *Sport & Spiel, 19(2)*, 34–35.

Fasold, F. & Koke, A. (2023). Handballtaktik tierisch einfach vermitteln. *SportPraxis, 2*, 19–22.

Fasold, F. & Rathschlag, M. (2016). *Handball. Prüfungsrelevantes Skript an der Deutschen Sporthochschule Köln*. Köln: LFG Handball.

Fasold, F. & Seipp, D. (2022). Vier-Zonen-Handball. *SportPraxis, 5*, 26–30.

Feldmann, K. (2014). Üben und Spielen. Trainingsformen kennen und richtig nutzen. *Handballtraining, 4*, 38–46.

Furley, P. (2022). Kommunikation von Spielanalysedaten. In: Memmert, D. (Hrsg.) *Spielanalyse im Sportspiel*, 267–276. Springer: Berlin.

Griffin, L., & Butler, J. (2005). *Teaching games for understanding: Theory, research, and practice*. Champaign, IL: Human Kinetics.

Hohmann, A. (1985). *Zur Struktur der komplexen Sportspielleistung. Trainingswissenschaftliche Leistungsdiagnostik im Wasserball*. Ahrensburg: Czwalina.

Hottenrott, K., Hoos, O., Stoll, O., &, Blazek, I. (2013). Sportmotorische Fähigkeiten und sportliche Leistungen. Trainingswissenschaft. In A. Güllich & M. Krüger (Hrsg.), *Sport. Das Lehrbuch für das Sportstudium*, S. 439–500. Berlin: Springer.

IHF. (2022). *Spielregeln Hallenhandball*. Basel: IHF.

Kittelmann, A., Duell, H., & Klein, G. (2005). *Mannschaftsspiel Handball. Prüfungsrelevantes Skript*. Deutsche Sporthochschule Köln.

Knobloch, I., Pieper, M., & Uhrmeister, J. (2020). *Ballschule Handball*. Schorndorf: Hofmann.

Koekoek, J., Dokman, I., & Walinga, W. (2022). *Game-based Pedagogy in Physical Education and Sports: Designing Rich Learning Environments*. London: Routledge.

König, S., & Eisele, A. (1997). *Handball Unterrichten: Unterrichtseinheiten, Trainingsformen und Stundenbeispiele für Schule und Verein*. Schorndorf: Hofmann.

Krieger, J., & Duckworth, A. (2022). Annexation or fertile inclusion? The origins of handball's international organisational structures. *Sport in History, 42(2)*, 235–256.

Kromer, A. (2015). *Positionstraining für Rückraum-, Kreis- und Außenspieler*. Münster: Philippka.

Linz, L. (2014). *Erfolgreiches Teamcoaching*. Aachen: Meyer & Meyer.

Loibl, J. (2001). *Genetisches Lehren und Lernen im Basketball*. Schorndorf: Hofmann

Mehl, S. & Hofmann, J. (2012). Streethandball: Wenig Regeln – viel Spaß. *SportPraxis (Sonderheft 2012)*, 46–51.

Millermann, G. (1960). *Geschichte des internationalen Handballs*. Bern: Paul Haupt.

Möller, R. (2020). *Handball: Alles, was man wissen muss*. Aachen: Meyer & Meyer.

Newell, K. (1986). Constraints on the development of coordination. In M. G. Wade & H. T. A. Whiting (Hrsg.), *Motor development in children: Aspects of coordination and control* (341–360). London: Springer.

Raab, M., Masters, R. S. W., Maxwell, J., Arnold, A., Schlapkohl, N. & Poolton, J. (2009). Discovery learning in sports: implicit or explicit processes. *International Journal of Sport and Exercise Psychology, 7*, 413–430.

Riekhoff, W. (1943). *Historische Untersuchungen über die Vorläufer und Anfänge des Deutschen Handballspiels* (Dissertation). Universität Hamburg.

Roth, K. & Kröger, C. (2011). *Ballschule – ein ABC für Spielanfänger*. Schorndorf: Hofmann.

Schelenz, C. (1922). *Das Handballspiel*. Deutsche Sportbehörde für Leichtathletik.

Schelenz, K. (1949). *Handball: Training und Leistung*. Antäus-Verlag.

Staerk, A. (2017). *Schiedsrichter und Spielleiter. Einsatz im Schulsport am Beispiel des Sportspiels Handball*. Unveröffentlichte Masterarbeit. Deutsche Sporthochschule Köln.

von Keutz, P., Schwalb, S., & Fasold, F. (2016). Rollstuhlhandball – inklusives Wettkampfspiel. *SportPraxis (Sonderheft 2016)*, 30–34.

Wagner, H., Finkenzeller, T., Würth, S., & Duvillard, S. P. (2014). Individual and team performance in team-handball. A review. *Journal of Sports Science and Medicine, 13*, 808–816.

Wulf, G., & Lewthwaite, R. (2016). Optimizing performance through intrinsic motivation and attention for learning. The OPTIMAL theory of motor learning. *Psychonomic Bulletin & Review, 23*, 1382–1414.

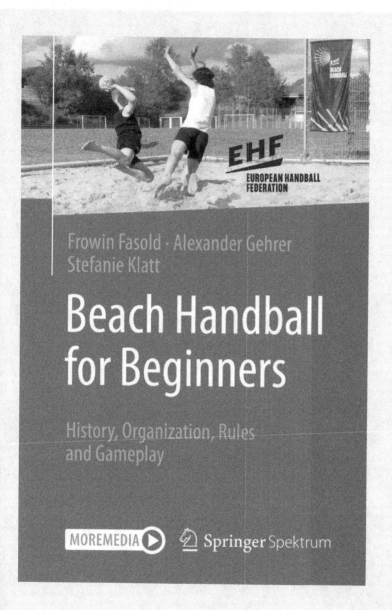

Printed in the United States
by Baker & Taylor Publisher Services